미세먼지 통합치료

– 세계최초 예방과 치료 –

미세먼지 통합치료

–세계최초 예방과 치료–

한광일 · 최은미 · 서숙희 · 홍기하 · 서나경

서현사

Preface

최근 세계 10대 경제대국인 우리나라의 가장 큰 고통 중 하나가 미세먼지이다.
산업의 발달로 많은 생산품이 공장에서 생산되며 이 과정에서 많은 매연이 나오고, 자동차 수의 확대로 자동차 매연가스도 많이 나오고 있다.
2018년 경제협력개발기구(OECD)가 발표한 '삶의 질 보고서'에 따르면 지난 20년간 OECD 국가들의 연평균 초미세먼지농도는 15㎍/㎥로 낮아진 반면, 한국은 32㎍/㎥로 높아졌다.
2060년 대기오염으로 인한 한국의 조기 사망률이 OECD 회원국 중에서 중국 다음으로 2위가 될 것이라는 연구보고서가 나오고 있다.
과거에 중요하게 생각하지도 않았던 공기가 이젠 깨끗한 공기가 얼마나 소중한가 체득하며 살고 있다.
미세먼지로 인해 온갖 문제들이 발생하고 건강을 해치고 있다.

우리나라 미세먼지문제를 해결하는데 있어 중국을 간과할 수 없다.
우리나라 미세먼지의 50% 이상은 중국에서 오는 것으로 정부에서는 발표하고 있다.
현대경제연구원은 2018년 미세먼지로 인한 국내 경제적 손실이 4조 230억 원, 국내총생산(GDP)의 0.2%에 이른다고 하였다. 중국은 초미세먼지 오염으로 손실이 GDP의 1% 수준이지만, 10년 뒤에는 2% 정도로 늘어날 수 있다고 한다.
2018년 말에 중국, 인도, 싱가포르 국제공동연구팀이 '국제환경

(Environment International)'에 게재한 '중국 338개 도시를 대상으로 한 초미세먼지 관련 보건 · 경제 손실평가' 논문에 따르면 중국은 초미세먼지 오염으로 인해 2016년 기준으로 GDP의 0.91%인 1014억 달러(약 115조 원)의 경제적 손실이 발생한 것으로 분석됐다. 한국의 27배에 해당한다.

중국에서는 2016년 초미세먼지 연평균치가 338개 도시에 따라 m^3당 10~157㎍(마이크로그램, 1㎍=100만분의 1g)의 분포를 보였고, 전체 인구의 78.79%가 중국 환경기준치인 35㎍/m^3를 초과했다. 한국의 초미세먼지 연평균치가 25㎍/m^3 안팎이다.

중국의 초미세먼지 관련 사망자는 2016년 96만4000명 정도이고, 전체 사망자의 9.98%를 차지하는 것으로 추정됐다.

이에 앞서 지난 2016년 중국과 일본 연구팀이 국제학술지인 '환경과학기술(Environmental Science and Technology)'에 게재한 '중국에서 초미세먼지가 보건과 경제에 미친 영향'이라는 논문에서는, 중국이 대기오염을 줄이지 않으면 2030년에 GDP 손실이 2%에 이를 것으로 전망했다(중앙일보 참고).

미세먼지를 어떻게 없애고 맑은 공기를 호흡할 수 있을 것인가?

당장 방법이 없다.

이책에선 배출되지 않고 건강에 심한 부담을 주고 있는 미세먼지를 통합치료를 통해 체외로 배출하여 건강한 삶을 유지하는데 주안점을 두고 있다.

극심한 미세먼지도 비가오고 나면 깨끗하게 씻겨 맑은 하늘을 볼 수 있다.

다양한 통합치료를 꾸준히 하여 체내의 미세먼지를 체외로 배출하여 건강을 유지하길 바란다.

웃음치료와 레크리에이션치료, 물치료, 음식치료, 면역치료, 원예치료는 일상에서 쉽게 적용하고 따라할 수 있는 것이다.

즐겁게 배우고 익혀 건강도 유지하고 삶의 질도 향상하길 바란다.

출판의 어려움 속에 책이 나오게 고생하신 서현사 편집부담당자들과 조재성 사장님께 고마움을 표한다.

저자 대표 한광일

Contents

1 미세먼지

한광일

고향의 봄

1. 나의 살던 고향은 꽃 피는 산골 복숭아 꽃 살구 꽃 아기 진달래
울긋불긋 꽃 대궐 차린 동네 그 속에서 놀던 때가 그립습니다.

2 꽃 동네 새 동네 나의 옛 고향 파란 들 남쪽에서 바람이 불면
냇가에 수양버들 춤추는 동네 그 속에서 놀던 때가 그립습니다

(이원수 작사, 홍남파 작곡)
–미세먼지 없던 과거를 회상하는 노래

현재 대한민국 최고의 불안요소는 무엇일까? 조사 결과 그것은 미세먼지를 꼽았다. 먼지는 대기오염 중의 하나로 건강에 큰 지장을 초래하여 삶의 질을 떨어뜨린다. 주로 중국, 몽고 등에서 날아오는 황사와 심한 스모그 때 섞여 오는 먼지, 석탄, 석유 등을 태우거나, 공장, 자동차, 지하철, 공항, 항구 등의 배출가스에서 많이 나온다.

미세먼지는 지름이 10μm(마이크로미터)보다 작은 미세먼지(PM_{10})와 지름이 2.5 μm보다 작은 초미세먼지($PM_{2.5}$)로 나뉜다.

쉽게 표현하면 먼지는 머리카락의 1/5~1/7 크기이고, 초미세먼지는 1/20~1/30 정도 된다. 미세먼지도 유해하지만, 특히 초미세먼지는 폐와 혈관에 유입되기 때문에 큰 문제라 할 수 있다.

미세먼지 대책은 한 국가의 문제가 아니라 다국적인 문제라서 시간이 오래 걸린다. 그동안 체내에 쌓여있거나 지금도 축적되고 있는 중금속을 하루라도 빨리 줄일 수 있는 방법을 찾아야 한다.

병원에서 종합건강 진단을 받으면 우리 몸에 중금속이 많이 쌓여있는 것을 알 수 있을 것이다.

본 책에서는 미세먼지의 피해증상과 치료방법을 마련하고자 한다. 우리가 평소 생활습관과 운동만으로도 미세먼지를 감소시킬수 있는데, 그 방법을 제시하고자 한다.

1) 미세먼지 다양한 피해 증상

(1) 사람 각 부위 증상

미세먼지는 맨눈으로 볼 수 없는 작은 입자라서, 대기 중에 떠돌다가 우리 눈, 두피, 피부 등에 붙기도 한다. 또한 호흡기를 거쳐 코, 목, 그리고 혈관과 오장육부에 중금속으로 침전되어 큰 피해를 준다.

오장은 간장, 심장, 비장, 폐장, 신장이고 육부는 대장, 소장, 쓸개, 위, 삼초, 방광 등을 말한다. 장(臟)은 내부가 충실한 것, 부(腑)는 반대로 공허한 기관을 가리킨다.

(2) 각종 질환 유발

미세먼지는 탈모 및 피부질환, 피부노화, 알레르기성결막염, 유행성각결막염, 안구건조증 등의 안구질환, 인후염, 목쉼, 알레르기 비염, 감기, 천식, 기관지염, 축농증 등의 호흡기질환, 심혈관질환, 각종 암 등을 유발한다.

요즈음 비만 인구가 늘어나는 이유도 미세먼지 때문이다. 외출과 야외활동을 자제하다 보니 비만은 물론 우울증도 증가한다. 이 우울증은 체온을 떨어뜨려 각종 암을 발생시키고, 미세먼지로 인해 전체적으로 면역력이 저하된다.

(3) 구강에도 영향

구강이 좋지 않거나 임플란트 수술을 받은 사람은 조심해야 한다. 미세먼지는 침의 분비량을 감소시켜 세균번식에 최적의 환경을 제공한다.

입속에는 충치의 원인인 뮤탄스균을 비롯해 각종의 질병의 원인이 되는 700여 가지의 세균이 살고 있기 때문이다.

(4) 신경계 영향

신경계의 심각한 영향으로 인지기능 저하, 알츠하이머병 및 치매 인구가 증가하고 지능지수 저하, 주의력 결핍, 과잉행동장애와 자폐증도 증가한다.

(5) 비타민D 부족

미세먼지를 피해 주로 실내에서 활동하다 보니 비타민 D 결핍 환자가 50% 증가했다. 이것이 부족하면 골다공증, 골연화증, 구루병, 암 등이 증가하는데, 비타민 D는 체내 칼슘과 인의 흡수를 도와주고 뼈와 면역, 세포의 성장, 근력 발달에 도움을 준다.

한 조사에 의하면 5년 동안 건강보험 가입자 중 비타민 D 결핍으로 요양기관을 방문한 사람은, 2013년 1만8727명에서 2017년 9만 명으로 연평균 48.1%나 증가했다. 성별로는 남성이 5001명에서 1만9148명으로 연평균 39.9% 증가했고, 여성은 1만3726명에서 7만866명으로 연평균 50.7%나 증가했다. 여성 환자가 남성보다 3.7배 이상 많다.

비타민 D를 보충하기 위해서는 하루 10~20분 정도 햇볕을 쬐거나, 고등어, 참치, 연어, 달걀노른자를 섭취하는 것이 좋다.

(6) 어린이, 임산부에게도 영향

미세먼지는 어린이들의 호흡기관과 후두에도 영향을 미친다. 후두점막 조직은 호흡할 때 직접적인 영향을 받는 부위로 미세먼지로 후두염이 발생하면 이물감, 통증이 생긴다. 이후 기침, 가래와 같은 증세로 나타난다.

미세먼지는 임산부에게도 영향을 주는 것으로, 태아 심혈관발달에 악영향과 태아의 성장을 지연시키기도 한다. 특히 유아, 노인, 환자, 임산부에 더 영향을 미친다.

(7) 사망원인

세계보건기구(WHO)에서는 폐암 사망의 29%, 뇌졸중 사망의 24%, 심장병 사망의 25%, 폐질환 사망의 43%가 대기오염이 원인이라고 밝혔다.

통계적으로도 미세먼지 농도가 높은 지역에 주거할수록 뇌졸중, 심근경색, 부정맥과 심부전악화, 심혈관질환 사망률이 높은 것으로 나타났다.

기도의 자극으로 기침과 호흡곤란, 천식이 발생하고 부정맥이 발생하여 심혈관계에 피해를 준다. 또한, 면역을 약화시키고 염증을 유발하고, 호흡기 감염, 만성기관지염, 자율신경계 장애와 혈액응고 등의 질병으로 사망의 원인이 되고 있다.

미세먼지란 실제로 발암물질이기에 중금속덩어리, 독소먼지, 독성분진 등으로 불러서 경각심을 일깨워야 한다.

미국의 일리노이 지역 거주 노인을 대상으로 한 연구에서는, 미세먼지 농도가 10ug/m2 증가할 때 심근경색이 있었던 사람은 2.7배, 당뇨병을 앓는 사람은 2.0배 사망률이 증가하는 것으로 조사되었고, 우리나라 연구에서는 심부전환자의 사망위험이 약 2.5배 높았다.

캘리포니아 지역의 학생을 추적 관찰한 결과, 이런 오염물질에 장기간 노출된 어린이는 성인이 되었을 때 폐기능이 낮을 가능성이 4.9배나 높았다.

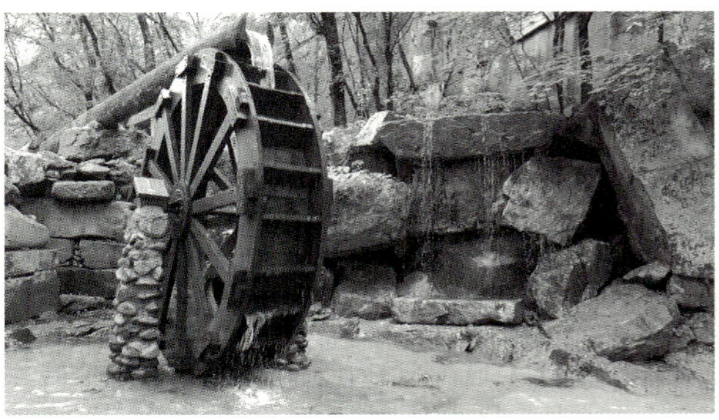

2) 대기속 미세먼지

(1) 중금속인 미세먼지

미세먼지는 중금속으로 피부와 호흡기를 통하여 체내 여러 곳을 돌아다니며 다양한 질병을 유발한다. 뇌나 신경에 축적된 납과 수은은 인지 장애나 신경 기능 저하를 일으키고, 카드뮴은 콩팥의 기능을 약화시키고 대사증후군 발생 위험을 높인다.

이에 최근 중금속 배출에 도움을 주는 제품들이 각광 받고 있다. 특히 미세먼지안심케어 브랜드 클리너버에서 출시한 '딥클렌즈'가 있다.

딥클렌즈는 미세먼지 중금속 배출 특허를 획득한 TF-343 성분을 핵심으로 하는 구강 스프레이 제품으로 1일 4회, 1회당 4번 구강에 뿌려주면, 체내에 쌓인 중금속을 배출하는 데 도움이 된다고 한다.

효과는 임상시험으로 증명했으며 섭취자의 경우, 카드뮴 수치가 최대 43% 감소했고, 니코틴 분해와 다이옥신 해독, 아토피 예방 및 치료에도 효과가 있다고 한다.

모과미나리농축액, 홍도라지농축액 등 천연에서 얻은 재료만으로 만들었다고 한다.

(2) 중금속 중독 농도

우리나라 성인들의 중금속 중독 농도는 선진국에 비교해 보면 높은 편이다. 국립환경과학원의 발표에 의하면 2015년 기준 국내 성인의 체내 카드뮴 농도는 평균 0.38㎍/L로 미국 성인(0.19㎍/L)의 2배에 달한다….

1급 발암물질인 미세먼지는 지역이나 기상, 계절, 장소에 따라 달라질 수 있으며, 전국 6개 주요지역에서 측정된 미세먼지의 구성비율은 대기오염물질 덩어리(황산염, 질산염 등)가 58.3%로 가장 높고, 탄소류와 검댕 16.8%, 광물 6.3% 순으로 나타났다.

(3) 대기오염에 미치는 영향

환경부에서 발표한 자료에 의하면, 중국에서 바람을 타고 날아온 황사, 스모그가 우리나라 대기오염에 미치는 영향은 다음과 같다.

* 황산화물 29.7%
* 초미세먼지 32-60%
* 미세먼지 30-50%
* 납 30%
* 카드뮴 50%
* 비소 40%

(미세먼지와 중금속오염도는 황사가 같이 발생했을 때의 비율임)

(4) 미세먼지 예보 등급

환경부는 미세먼지 농도를 6단계로 나누어 미세먼지 예보 등급에 따른 행동요령을 만들었다.

* 좋음: 0~30㎍/㎥
* 보통: 31~80㎍/㎥
* 약간 나쁨: 81~120㎍/㎥ - 노약자들의 장시간 실외 활동 가급적 자제
* 나쁨: 121~200㎍/㎥ - 무리한 실외 활동 자제 요청
  (특히 호흡기, 심질환자, 노약자) 장시간 무리한 실외 활동 자제
* 매우 나쁨: 201~300㎍/㎥ - 실외 활동 제한, 실외 활동 자제
* 위험: 301㎍/㎥ ~ - 실내 활동으로 제한

(5) 미세먼지 경보

24시간 평균 먼지 농도가 250㎍/㎥ 이상 또는 시간 평균 농도가 400㎍/㎥ 이상 2시간이 지속될 때 기상청이 발표하는 기상 경보

(6) 미세먼지 주의보

24시간 평균 먼지 농도가 120㎍/㎥ 이상 또는 시간 평균 농도가 200㎍/㎥ 이상 2시간이 지속될 때 기상청이 발표하는 기상 주의보

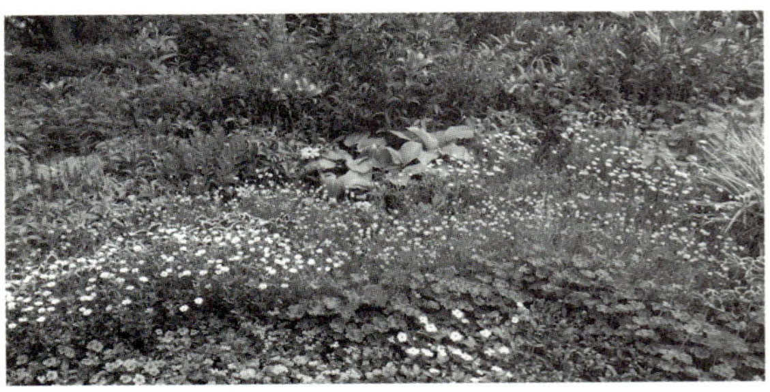

3) 미세먼지 문제해결

(1) 효과적인 대책

우리 국민이 미세먼지 문제해결을 위해 가장 효과적인 대책은 무엇인가?

2019년 3월 국민설문조사 결과에 의하면 다음과 같다.

- 중국과의 외교적 공조 통한 해결 64.1
- 대기오염물질 배출시설 가동률 조정 13.0
- 인공강우 등 신기술 통한 해결 8.9
- 석탄 화력 발전소 운행 중단 7.4
- 경유차 운행 제한 4.4
- 광역 대중교통망 구축 2.2

(2) 미세먼지 예방과 치료법

- 국가적, 외교적 노력이 필요하다. 국가별 존엄과 양심의 문제로 함께 해야 한다.
- 각국 미세먼지 예방, 치료 법제화, 보험적용 확대
- 에너지 공급구조 화석연료 감축
- 불법소각 금지
- 배출가스를 줄이기
- 전기차, 수소차 활용하기
- 공기정화기 사용
- 외부활동을 자제하기
- 마스크 사용하기
- 자연치료하기(웃음, 햇볕, 물, 숲, 운동, 음악, 음식 등)
- 나무심기, 잔디심기 장려
- 미세먼지에 좋은 음식먹기
- 과일, 채소, 수산물 등은 세척을 깨끗이 하기
- 손과 발을 자주 씻고, 세안, 목욕하기
- 도로변이나 오염이 많은 곳에서 활동 자제하기
- 야외운동이나 산행 자제하기

- 창문열기 자제하기, 에어필터나 공기청정기를 사용하기
- 실내흡연, 실내촛불켜기 등은 절제, 불요리 할 때 창문열기
- 매일 물 8잔 이상 마시기
- 공기정화식물 키우기
- 코 세척기, 창문 부착 먼지 필터, 산소캔, 고체산소사용하기
- 장운동, 면역운동하기
- 내 몸의 질병 90%가 독소 원인 독소운동치료 배출하기

(3) 미세먼지 예방 10계명

① 야외활동 자제하고 실내운동하기

② 공기정화기, 식물키우기

③ 마스크사용하기

④ 매일 물 8잔 마시기

⑤ 전기차, 수소차사용하기

⑥ 손씻기, 세안, 목욕 잘하기

⑦ 과일, 채소, 수산물세척 잘하기

⑧ 실내흡연, 촛불, 불요리 절제하기

⑨ 웃음 치료 열심히 하기

⑩ 도라지, 오미자, 토마토, 해조류, 오리 등 섭취

(4) 미세먼지 차단 KF 등급 확인

미세먼지를 차단하기 위해서는 식품의약품안전처가 부여하는 등급인 'KF(Korea Filter)'가 표시된 제품을 선정해야 한다.
KF 등급이란 공기를 들이쉴 때 마스크가 미세먼지를 걸러주는 정도를 의미한다. KF 뒤에 쓰여 있는 숫자가 높을수록 미세먼지를 차단해주는 효과가 높다. 예를 들면, KF 80은 평균 0.6㎛ 크기의 미세입자를 80% 이상, KF 94와 KF 99는 평균 0.4㎛ 크기의 입자를 각각 94%, 99% 이상 걸러낼 수 있다.

(5) 호흡기질환 한방처방

최우정 원장은 "호흡기 관련 혈자리인 폐수와 천종에 뜸, 침, 약침치료를 해주면 호흡기질환 완화에 효과적"이라며 "몸의 기혈순환을 촉진해 노폐물이 원활히 배출되도록 돕는 순환침 시술과 인진쑥으로 몸을 따뜻하게 하고, 면역력을 강화하는 온향요법(왕뜸)도 호흡기건강을 지키는 데 도움이 된다."고 했다.

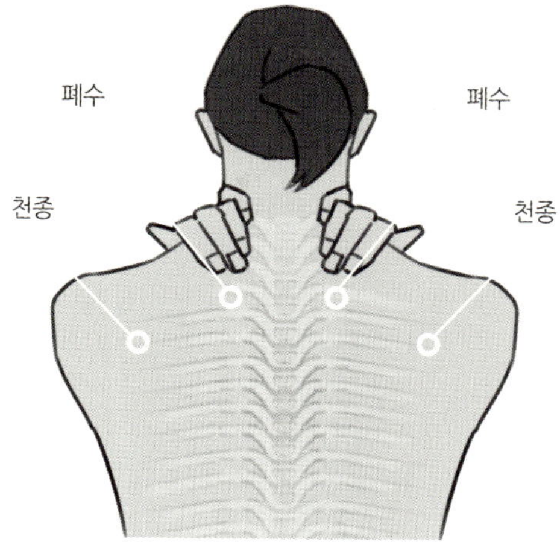

(6) 호흡기에 좋은 나물

충남 태안군에서 봄을 맞아 미세먼지가 기승을 부리고 있는 가운데, 호흡기질환에 효과적인 웰빙 작물 '방풍나물'이 한창 수확되고 있다.

군 농업기술센터에 따르면, 갯바람을 맞고 자라 감칠맛과 쌉쌀한 맛, 그리고 독특한 향과 약용 기능까지 겸비하였다고 한다. 잎을 이용한 쌈, 채소 및 장아찌 등 다양한 음식으로 활용할 수 있다.

아울러 천식, 비염, 피부질환을 치료하는 데 효과가 있고, 특히 봄철 미세먼지를 방어하는 효능이 있는 것으로 알려져 있으며, 약용으로 쓰이는 뿌리는 감기, 두통, 발한에 효과가 있는 등 몸에 좋은 만능 작물로 손꼽힌다.

태안지역에서 생산되는 방풍나물은 유용미생물(EM)을 이용해 재배하기 때문에 인기가 있다고 한다.

(7) 기관지와 폐에 좋은 과일과 음식

항산화 성분이 들어있는 토마토가 좋다. 토마토에는 라이펜이 풍부한데 몸속 쌓여있는 나쁜 산소를 없애주기 때문에 폐 손상을 줄여준다.

또한, 브로콜리도 설포라판이 들어있어 대식 세포기능을 증가시켜, 폐 속의 나쁜 세균을 없애준다. 미역이나 다시마 같은 해조류나 미나리, 오리고기를 꾸준히 먹으면 체내에 쌓인 미세먼지를 없앨 수 있다.
도라지, 오미자도 도움이 된다. 기관지와 폐 기능을 도와 숨이 차거나 목이 아플 때, 기침 등에 좋다
체온과 면역에 좋은 식품은 고추, 부추, 양파, 마늘, 생강, 팥죽, 호박죽, 버섯, 단호박, 사과, 감, 고등어, 당근, 무 등이 있다.

(8) 공기정화에 좋은 반려식물

수염 틸란시아, 아레카야자, 벵갈고무나무, 야자수, 아이비, 산호수, 안스리움 등은 미세먼지 제거 효과가 가장 높은 것으로, 천연 공기청정기라 불린다.
도시나 사무실, 가정집에 흙이 없어도 키울 수 있고, 벽에 부착하거나 천장에 거는 '행잉 플랜트' 즉 공중식물이 시각적으로도 훌륭해 인기가 좋다.
또한, 살균과 소독에 좋은 티트리(차나무), 심적 안정에 좋은 라벤더, 이비인후 질환에 치료제로 쓰이는 유칼립투스가 있다.
공기정화 식물들은 건조한 실내의 습도 유지에 좋고, 특히 인체에 해를 끼치는 포름알데히드 제거에도 효과가 있다.
정화작용이 가장 뛰어난 식물은 줄기와 잎자루가 황색이어서 황야자라 불리는 아레카야자다. 미 항공우주국(NASA)은 포름알데히드 제거 능력이 우수하다고 분석했다. 높이가 1m 이상이며 음이온과 실내 습도를 높여준다. 1.8m 높이로 크면 하루에 수분 1ℓ를 공기 속으로 뿜어준다.
산호수도 인기 공기정화 식물이다. 2016년 농촌진흥청 실험에서 실내 초미세먼지 제거 효과가 가장 좋은 것으로 나왔다. 빈방에 미세먼지를 투입하고 4시간 뒤 측정했더니, 산호수를 들여놓은 방에서는 2.5㎛ 이하의 초미세먼지가 70% 이상 줄었다. 음이온 · 습도 발생량도 우수해, 공부방에 두면 집중력 향상에 도움이 된다.
이밖에 꽃을 감상할 수 있고 지하 공간에서도 15일 이상 견디는 스파티필름, 밤에 오염물질을 정화해 침실에 두기에 적합한 스투키, 천장에 매달아 키울 수 있는 틸란드시아, 병해충에 강한 테이블야자, 미세먼지뿐만 아니라 일산화탄소 제거 능력도 좋아 부엌에 두기 좋은 스킨답서스가 공기정화 식물로 인기가 좋다.
미세먼지 공습으로 가장 많이 팔린 것은 마스크지만, 각종 아이디어 상품도

반응이 좋다. 미세먼지 간이 측정기를 들고 다니면서 수시로 확인하는 소비자층이 있을 정도다. 코 세척기, 창문 부착 먼지 필터, 산소캔, 고체산소와 같은 아이디어 제품도 주목받았다(중앙일보 참고).

(9) 산림욕 숲치료

산림욕은 해수욕, 일광욕과 함께 건강삼욕이며 녹색샤워, 녹색힐링, 녹색치료, 자연치료, 통합치료이다. 본 고장은 독일이며 1830년부터 생활화하였다.
피톤치드는 나무에서 나오는, 주위의 미생물을 죽이는 작용을 하는 물질인데, 나무의 향기 성분인 테르펜류가 이의 일종이라고 본다. 산림욕의 효용 근원이다.
수목의 생명활동 중 생기는 테르펜(Terpene)과 멘톨(Mentol)이라는 정유물질은 나무가 병균, 해충, 곰팡이 등의 외부침입으로부터 지켜준다.
테르펜이라는 정유성분을 공기 중의 작은 먼지와 함께 호흡할 경우, 80%의 공기가 정화되어 심폐기능에도 큰 효과가 있다.
수명이 오래된 나무나 활엽수보다는 침엽수림, 편백, 눈측백, 구상나무, 삼나무, 소나무에 많이 함유되어 있다. 산림욕은 산중턱이 효과적이며, 중부지방에는 잣나무, 소나무, 낙엽송, 남부지방에는 삼나무, 편백나무가 많은 곳이 좋다.
산림의 발향(發香) 작용은 바람이 없는 오전 11~12시 사이가 좋으며, 초여름부터 가을까지 맑은 날에 숨을 깊이 들이마시고 내뱉는 복식호흡을 해야 한다.
정유물질의 체내흡수와 산소 호흡량이 많아지도록 하는 방법도 다양하다. 수목 사이를 뛰어다니거나 체조, 스트레칭, 복식호흡(깊은 호흡), 맨발걷기, 웃음치료, 체조, 댄스치료, 놀이치료, 명상 등과 추적놀이, 순회놀이 등을 각 코스별로 설정하여 심신단련을 하면서 즐길 수 있다.
편백나무(히노끼)는 일본이 원산지이며 살균에 도움이 되고, 대나무는 중국이 원산지로 음이온에 도움이 되고, 피톤치드 함량의 순서는 조금씩 차이는 있으나 대나무-소나무(전통소나무)-편백나무 순이다.
보통 음이온은 건물 1평당 400개, 숲속은 4000개, 대나무숲 5000개 정도 나온다고 한다.
인체가 하루 필요로 하는 음이온은 700개/cm3이다. 체내 음이온이 증가하면 피를 맑게 하고, 노폐물 배출, 피로회복, 두통감소, 스트레스해소, 신진대사,

소화작용, 살균작용, 항생, 살충, 혈압강화, 이뇨, 거담, 강장, 통변작용 등 효과가 있다.

멘톨이라는 정유성분은 피부나 점막에 접촉되면 시원한 느낌을 주며, 기관지 강화와 신경안정 효과가 있어 스트레스 해소에 도움이 된다.

특히 40대 이후의 중년과 정상적인 일을 하는 노동자들에게 좋으며, 그리고 자폐증세가 있는 아동이나 우울증(Depression)에 빠진 사람들에게 자신감과 적극성을 갖게 한다.

산림욕은 NK세포가 증가하고 심신에 좋은 세레토닌, 도파민, 알파파가 증가하고, 특히 암은 산소결핍으로 발생하는데, 숲속은 깨끗한 산소가 풍부하여 면역력 증강에 최고다.

암은 물론 당뇨, 우울증, 불면증, 뇌혈관, 심혈관, 발기부전, 갱년기, 집중력, 안정감, 기관지 천식, 폐결핵, 시력, 혈액순환, 오장육부강화 등에 효과가 있다.

산림욕의 효과는 한방의 초근목피(草根木皮) 효과와 동양 한방에서 허준의 처방순서 1약 2침 3뜸의 치료법과 서양 양방의 히포크라테스의 1약 2칼 3불의 치료법을 융합하여, 가능한 체온을 높이는 '숲속웃음운동'을 하면 더 효과적이다.

체내 체온증가로 만병을 치료하며 백혈구, NK세포 증가로 만병치료의 근원인 면역을 활성화 할 수 있다.

특히 면역은, 지구상 최고의 약으로 장운동을 제안한다. 면역호르몬의 93%가 장에서, 면역세포 90%가 장에서 생성된다. 장의 건강이 장수에 지름길이다. 장을 많이 움직이는 운동이나 웃음치료운동을 권장한다.

그리고 대한민국 유일의 치유라는 이름의 국가자격증인 산림치유사도 있고, 민간자격증인, 필자가 창시한 미세먼지건강관리사, 힐링지도사, 웃음치료(지도)사, 체온관리사 등에 도전해 보기를 바란다.

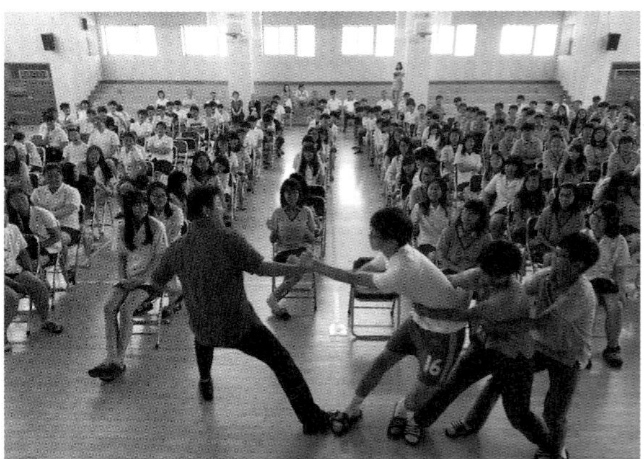

2

미세먼지와 웃음치료

한광일

반달

1. 푸른 하늘 은하수 하얀 쪽배에 계수나무 한 나무 토끼 한 마리
돛대도 아니 달고 삿대도 없이 가기도 잘도 간다 서쪽 나라로

2. 은하수를 건너서 구름 나라로 구름 나라 지나선 어디로 가나
멀리서 반짝반짝 비치이는 건 샛별이 등대란다 길을 찾아라

(작사, 작곡 윤극영)

– 미세먼지 없던 과거를 회상하는 노래

1) 건강과 웃음

(1) 현대인의 건강

현대인들의 건강을 살펴보면, 남성의 정자 수가 50%가 감소했고, 10명 중 5명은 비정상적인 정자를 가지고 있다. 또한 미혼 여성들의 조기 폐경이 증가하고 있다고 보도된 바 있다. 이런 이상 증상은 환경오염 등으로 인해 면역체계에 이상이 왔기 때문이다.

의사들의 아버지 히포크라테스도 지구상에서 최고의 의사와 치료법은 면역이라고 했다. 그리고 이런 면역력을 높일 수 있는 좋은 방법 중 하나가 바로 '웃음'이다. 웃으면 웃을수록 백혈구, 인터루킨, NK세포 등 면역력이 쑥쑥 올라간다.

세기의 코미디언 찰리 채플린은 결혼을 6번 했고, 80세에도 아기를 낳았다. 아브라함이 100살에 낳은 아이 이삭의 이름은 웃음이라는 뜻이고, 피카소는 80살에도 매일 밤마다 플라멩코를 즐겼는데, 웃음의 효과를 보았다고 한다. 또 옛날 우리 임금들은 '웃음내시'를 두기도 했고, 1백 년 전에는 새의 깃털로 환자를 간지럼 태워 치료하는 방법도 있었다.

(2) 웃음과 호르몬

웃음에는 어떤 효과가 있을까? 먼저 크게 1번 15초만 박장대소해도 최하 200만 원 어치의 엔돌핀, 엔케팔린, 도파민, 세로토닌 등 21가지의 호르몬이 나온다. 1일 15초만 크게 웃어도 2일을 더 산다. 성인들이 1일 7번 웃는데, 아이들은 400번을 웃는다. 그래서 아이들이 오래 사는 것일까? 여기에는 억지웃음도 90%의 효과가 있다.

(3) 웃음과 산소

박장대소와 요절복통으로 웃으면 650개 근육이 움직인다. 얼굴근육 80개, 뼈 206개가 움직이는데, 이는 마치 5분 동안 에어로빅을 하는 것과 같다. 웃으면 산소공급이 2배로 증가하여 신체 등이 시원해짐과 동시에 기억력도 좋아진다는 임상결과도 있다. 웃으면 자신감이 생기고, 생활에 활력이 솟구치며, 늘 긍정적인 상상을 지속할 수 있다.

방송사와 함께 진행한 실험에서, 웃고 있는 동안 힘이 10%에서 20% 정도, 유연성이 10% 증가하며, 생체나이는 6~7년 줄어든다는 결과가 나왔다(수년간 웃음치료를 진행해온 필자가 최근 페이스북에 결과수치를 공개했듯이 흰머리가 없이 혈관나이가 30세로 나왔다.).

특히, 혼자 웃을 때보다 여럿이 함께 웃으면 그 효과가 더 커진다. 잘 웃으면 8년을 더 살 수 있으며, 늘 감사하고 칭찬하며 긍정적으로 살면 6년을 회춘한다고 한다. 웃으면 면역을 증강시키는 백혈구와 NK세포가 증가한다. 여자가 남자보다 더 오래 사는 이유는 자주 웃기 때문이다.

얼굴이 굳어있거나 깊은 고민에 빠지는 사람은 수명이 짧다. 서양 속담에 '웃음은 내면의 조깅'이란 말이 있다. 동서양을 막론하고 웃음은 묘약이며 명약인 셈이다. 아무리 명의라도 고칠 수 있는 병은 20%에 지나지 않는다. 따라서 '통합의학'이라고 할 수 있는 웃음을 활용한다면 치료에 큰 도움이 될 것이다.

1998년 10월 9일 스위스 바젤에서 웃음에 관한 국제학술대회가 열린 바 있다. 이 회의에서 독일의 정신과 의사 미하엘 티체 박사는 "웃음이 스트레스를 진정시키고, 혈압을 낮추며, 혈액순환을 개선하고, 면역체계와 소화기관을 안정시킨다."고 하면서 그 이유는 웃을 때 통증을 진정시키는 호르몬이 분비되기 때문이라고 했다.

"수술로 못 고친 병은 불로 고쳐라, 음식으로 못 고친 병이 없다."라는 말이 있다. 산에 자주 가고, 운동을 자주 하면 병치레가 없다. 운동, 웃음, 산행, 음식은 체온을 유지하고 면역력을 향상시키는 데 가장 중요하다.

체온이 1도만 올라가도 혈액순환이 잘되고 면역력이 30~50% 증가한다. 암은 열에 약하고, 스트레스를 받으면 체온이 급격히 떨어져 우울증에 걸리고 세포가 죽는다. 웃음은 백혈구와 NK세포를 증가시켜 암을 죽이는 역할을 한다. 인간은 남녀노소 누구나 암에 노출되어 있다. 그리고 누구나 하루 1000개~5000개의 암세포가 생긴다.

(4) 미세먼지와 웃음치료 운동

일반적인 웃음과 웃음치료 웃음은 다르다. 웃음은 입으로 웃지만, 웃음치료는 특히 몸과 배로 웃어야 한다. 그래야 땀이 나와 중금속을 배출하고 면역을 증강시키는 데 도움이 된다. 즉 운동을 위한 웃음이어야 한다.

3분간 크게 웃으면, 윗몸일으키기 25번, 100미터 달리기 최고 속도로 달린 것과 같고, 15초만 웃어도 12kcal가 빠진다. 웃으면 알파파가 증가하여 치매예방에 도움이 되고 기억력도 향상된다.

웃으면 자신감이 생기고, 생활에 활력이 솟구치고, 늘 긍정적인 상상을 할 수 있다. 필자는 방송사와 공개실험에서 나타난 결과, 웃고 있는 동안에는 10~20% 힘이 증가, 생체나이가 6~7년 줄어들고, 유연성이 10% 증가하였다.

웃음은 스트레스를 진정시키고, 혈압을 낮추고, 혈액순환을 개선하고, 면역체계와 소화기관을 안정시킨다. 그 이유는 웃을 때 통증을 진정시키는 호르몬과 면역을 강화시키는 호르몬이 분비되기 때문이라고 말했다.

특히 웃을 때 장운동이 활성화되는데 우리 몸의 면역세포 90%와 면역호르몬 93%가 장에서 생성된다.

혼자 웃을 때 보다 여럿이 함께 웃으면 33배의 효과가 있다. 잘 웃으면 8년을 더 살 수 있으며, 늘 감사하고 칭찬하고 긍정적이면 6년을 더 회춘한다.

웃음의 종류가 수백 가지가 있는데, 제일 좋은 웃음에는 박장대소와 요절복통, 포복절도가 있다.

배를 잡고 웃거나 크게 손뼉을 치면서 온몸으로 웃어야 한다. 그리고 길게 웃어야 한다. 크게, 길게, 신나게, 뜨겁게 웃어야 하고 뇌, 생각, 눈, 입, 손, 배, 마음으로 웃어야 한다.

지금 전 세계가 핵보다 더 무서운 존재로 나타난 미세먼지가 온 세계를 강타하고 있다. 미세먼지가 우리 삶의 질을 현격히 떨어뜨리는데, 대책은 많으나 치료방법은 없다.

최근 미세먼지는 핫이슈가 되었으며, 정부와 모든 국민이 열병을 앓고 있다. 당장 어떤 뾰족한 해결방법도 없다. 중국, 몽고 등에서 불어오는 황사도 문제이고, 우리나라 자체도 차량2부제, 대중교통 이용하기, 석탄줄이기 등 다양한 대책들이 있지만, 성과가 미흡하다.

장기적으로는 관련 각 국가의 먼지대책공동기구를 통해 공동으로 대응하고, 특히 중국, 몽고 등의 관련 국가와 우리 국민 1인당 1그루 나무심기운동, 잔디심기 등 녹색운동이 가장 효과적인 방법이라 생각된다. 인공강우와 대형공기정화기 설치도 하나의 방법이지만 큰 효과가 없다.

평소 미세먼지에 관심이 많은 사)국제웃음치료협회 미세먼지치료연구소의 본인은, 전국을 다니며 '미세먼지치료', '웃음치료운동' 강연을 하고 있으며 매주 목요일 1시 명동역 바로 앞에 자리 잡은 정화예술대학교 아트센터 5층에서 미세먼지로 지친 시민들에게 면역증강과 혈관청소를 위해 '미세먼지웃음치료교실'을 열었다.

(5) 미세먼지를 체온으로 몰아내자

현재 대한민국 국민의 평균체온이 36.3도로 떨어져 있고, 국민의 68%가 36도에 사망하고, 암은 35도에서 잘 걸리고, 정자는 33.5도에서 왕성하다. 심장과 갓난아기의 온도는 37도이고, 암은 39.3도에 도망가고, 42도에 죽기 시작한다.

히포크라테스는 환자의 처방순서로 1약, 2칼, 3불을 강조하고, 한방에서는 허준도 1약, 2침, 3뜸을 강조하고 있다.

처방전이 같다는 의미이다. 불과 뜸은 열(熱)이다. 운동, 웃음, 산행, 음식 등이 전부 열과 관련이 있다.

누구나 암이 존재한다. 그런데 우리 몸속에서 한 군데가 암에 안 걸린다. 바로 심장이다. 심장은 가장 뜨거운 조직으로, 365일 평생 사는 동안 불평 없이 다른 조직에 배려하고 희생하고 격려하고 사랑하고 도움을 주기 때문이다. 심장이란 샘물은 아무리 퍼내도 마르지 않는다. 아무리 먹어도 질림이 없다. 아무리 나눠줘도 모자람이 없는 것이 심장이다. 가장 부지런하다. 바보같이 우직하다.

(6) 환자와 웃음

병원에 가면 의사와 환자가 있는데 환자(患者)의 환(患)자는 근심환자라는 뜻이다. 근심을 비워야 심신이 건강해진다. 근심은 모든 병의 근원이다.

근심에 가장 좋은 약은 웃음이다. 웃을 때는 가능한 온몸으로 특히 오장육부로 웃어야 한다. 허리가 끊어지고 배가 아플 때까지 웃는 요절복통과 박장대소, 포복절도, 폭소는 제일 훌륭한 웃음이다. 이렇게 웃을 때 부정적인 잡념이 사라지고, 긴장도 해소되어 스트레스가 사라진다. 그리고 혈류량이 증가하여 성인병 예방에 탁월하며, 세포활성화와 근육운동을 도와주며, 혈액순환과 피부미용에도 탁월하며 각종 질병에 대한 면역력도 향상시켜 준다.

(7) 억지웃음

미국 UCLA 대학교 통증치료소 데이빗 브레슬로우 박사는 통증이 심한 환우들에게 1시간에 2회씩 거울을 보고 웃게 하였는데, 억지로 웃는 환자들에게도 효과가 있었다고 한다. 크게 웃는 억지웃음도 90% 효과가 있다는 게 사실로 증명된 셈이다.

시간을 내서 억지로라도 웃어야 하고, 늘 긍정적인 자세가 건강에 중요하다. 미국 펜실베이니아 대학 마틴 셀리즈맨 교수도『학습된 낙천가』라는 책에서, 심장마비를 당했던 96명을 조사한 결과, 비관적인 사람으로 분류된 16명 중 15명이 사망했으며, 낙천적인 16명은 5명만이 죽은 것으로 나타났다고 밝혔다.

웃음은 바이러스처럼 전파력이 강하기 때문에 다른 사람의 마음까지도 즐거운 기분으로 바꿀 수 있는 힘을 가지고 있다. 가능하면 혼자 웃는 것보다는 여럿이 웃자. 함께 웃는 것이 혼자 웃는 것보다 수십 배의 효과가 있다.

(8) 웃음보

미국 UCLA 대학병원의 이차크 프리드 박사는, 뇌 속에서 간질을 치료하던 중 왼쪽 대뇌의 사지통제신경조직 바로 앞에 표면적 4㎠의 '웃음보'를 우연히 발견했다. 이것은 웃음이 나오는 과정이 지금까지의 생각처럼, 뇌 속의 여러 장소에서 이루어지는 것이 아니라, 웃음보에서 처리된다는 사실이다.즉, 뇌 속의 '웃음보'가 얼굴의 근육을 움직이며, 뇌까지 긍정적이고 즐거운 생각을 촉발시켜 자동으로 웃음이 나온다는 것이다.

(9) 웃음과 면역

미국 캘리포니아주 로마 린다의대 리 보크 교수와 스텐리 교수는 웃음과 면역체계에 대한 연구를 하였는데, 10명의 남자들에게 1시간짜리 배꼽잡는 비디오를 보여주면서, 보기 전과 후의 혈액 속 면역체 증감을 연구해보았다. 결과로 웃을 때 체내에서 병균을 막는 항체인 인터페론 감마호르몬이 많이 분비된다는 것을 발견했다. 이러한 연구 사례는 요즈음 책으로, 인터넷으로, 방송으로 많이 보았을 것이다.

이제 웃자. 눈물이 나고 배가 아프고, 얼굴이 빨개지고, 콧물이 휘날리더라도 참을 필요가 없다. 손뼉을 치며 발을 구르며, 양팔을 하늘 위로 벌려 큰소리로 한번 웃어보라. 세상이 편해 보이고 불가능한 일이 없어질 것이다.

(10) 매주 무료 웃음치료

필자의 사)국제웃음치료협회에서는 15년째 매주 목요일 1시 '무료 웃음치료'를 1,050회째 하고 있는데, 대부분 병이 나았다고 스스로 공개하고 있고, 방송에도 수백 회 출연했다. 구안와사, 고혈압, 뇌졸중, 통증, 류머티즘, 당뇨병, 유방암, 불면증, 우울증 치료 등과 80세 할머니의 백발이 검은색 머리로 바뀌는 등 수많은 사례가 매주 나오고 있다.

서울대학교 병원은 물론 전국 병원과 복지시설, 군부대, 기업, 학교에 웃음치료가 보급되어 있다. 현재 웃음지도사, 레크리에이션지도사, 노인운동지도사 등 30여 가지의 자격 교육과 강사파견을 하고 있다.

아래 미세먼지 치료를 위해 면역강화를 위한 웃음치료 박장대소 8대운동을 실천해보자.

(11) 미세먼지치료 박장대소 8대운동

1. 웃음인사 – 웃음으로 인사한다 '안녕하세요 하하하'
2. 웃음라인 – 웃음선을 그어놓고 라인을 넘어갈 때 웃는다.
3. 웃음타임 – 업무시작과 종료시간에 웃거나 아침, 점심, 저녁식사 때 세 번 웃는다. 9시, 10시, 11시 등 정시마다 크게 웃는다.
4. 웃음존 – 일부러 웃음구역에 들어가서 웃는다.
5. 웃음메일 – 가족, 동료, 지인들에게 유머메일을 보낸다.
6. 웃음데이 – 특정한 날, 미치도록 웃는다.
7. 웃음회의 – 회의할 때 반드시 웃음과 칭찬을 한다.
8. 웃음리더 – 가장 많이 웃거나 웃긴 직원에게 선물이나 별칭을 지어 준다. '웃음킹', '웃음퀸'

(12) 몸과 마음을 살리는 웃음치료

오늘날 우리는 고도화된 인공지능시대에 살고 있다. 그러나 하늘 위의 드론이나 로봇이 인간의 일을 대신한다 해도, 인간의 건강만큼은 대신하기 어려울 것이다. 특히 햇빛치료, 물치료, 웃음치료, 숲치료, 마음치료, 레크리에이션치료 등과 같은 자연치료는 우리 스스로 해야 한다. 그리고 돈 들이지 않고 힐링할 수 있는 천연치료라는 것이다.

요즈음 강연섭외, 초청강연이 많아서 전국 출장을 많이 다닌다. 다니다가 거리 현수막을 보면 부안의 "님의 뽕" 축제, 서천 장항항의 "꼴갑히유" 축제 등 재미있는 명칭으로 웃음을 자아내는 행사가 많다. 우리는 웃음이 코드, 트렌드, 브랜드, 콘텐츠인 웃음혁명시대에 살고 있다.

직장에서도 웃기는 리더가 생산성을 높이고, 소통을 잘하여 존경받고 심지어는 면접시험문제로 박장대소나 유머를 해보라고 한다.

"한광일입니다. 저 어때요. 저는요. 부끄럼이 많아서 절대로 자랑을 하지 않아요. 책을 40여 권이나 냈고요. 강연도 조금 했어요. 8,900회 정도 되고요. 대학의 교수가 아닙니다. 석좌교수입니다. 강사가 아닙니다. 스타강사입니다. 아는 것도 정말 많지만 매우 겸손합니다.

출신대학도 별로 안 좋아요. 12연대와 서울대학교를 나왔죠. 얼굴 되지, 인상 되지, 강연 되지, 학벌 되지, 몸매 돼지, 하면 돼지, 저는 돼지에요. 여러분도 돼지를 많이 사랑해 주세요.

내가 이렇게 말하면 여러분은 그냥 '고래, 고~뢰~' 해주시면 됩니다. 실수할 때는 오 소리, 늘 솔선수범하는 내가 하마, 그래서 우리는 늘 의기양양, 당신은 멋지닭, 최고닭, 당신을 사랑해용, 우리는 강하지, 이처럼 돼지, 고래, 오소리, 하마, 양, 닭, 용, 강아지 위 7가지 동물 이름으로 유머를 사용하는 사랑의 대화법을 활용해 보세요"

(13) 스트레스 관리

부패한 권력은 망한다 절대권력은 절대 망한다.
화끈한 웃음은 흥한다 절대웃음은 절대 흥한다.

캐나다에서 실시한 연구결과, '직원의 사기가 15% 올라가면 생산성이 40% 향상된다'는 보고서가 있고, 일본에서 연구한 결과는, 웃는 직원과 웃지 않는 직원을 비교해 보았더니 스트레스가 있어 웃지 않던 직원은 불만, 의료비, 산재, 노사분규 등이 30% 증가했고, 웃는 직원은 매출이 30% 증가한 결과가 나왔다. 지금 현재 대한민국 국민이 가장 많이 사용하는 영어단어가 AC(에이씨)가 아니고 스트레스이다. 이것 때문에 260여 종의 암과 280여 가지의 질병에 걸리고, 우리 회사의 매출 10~30% 손해를 본다는 보고서가 있다. 우리 한국기업의 직원들의 일에 대한 흥미도, 만족도는 세계 꼴찌로 나왔다. 스트레스를 치료해야 기업, 국가가 잘되는 것이다.

미국의 제너럴일렉트릭사의 전 CEO 잭웰치는 20년 재임기간 동안 60배의 성과를 이루고 나서 한 말이 "나는 즐겁게 일하고, 즐겁게 놀았다."라고 했다. 웃음은 소통의 윤활유고 경쟁력이다.

웃음도 습관이다. 웃음을 습관으로 만들기 위해서는 매사에 감사하고, 긍정적이고 낙관적이고, 노력하는 맘이 중요하다. 즐기면서 최선을 다하고 만족하는 마음이 중요하다.

아플 때, 힘들 때, 괴로울 때 장소와 시간, 대상에 상관없이 웃음은 치료 자체이며, 만병통치약이요 소통의 연결고리이다. 자연치료제인 웃음을…. 당장 웃어보라. 이왕이면 박장대소로 크게 웃어보라. 그러면 장수하게 될 것이다.

웃음도 습관이기에 훈련도 필요하다. 즉 장소에 따라 시스템 구축과 피드백이 중요하다. '웃음팀'이나 '칭찬동아리'를 만들도록 분위기를 조성해주고 효과에 따라서 적절한 보상도 해야 한다.

비워라, 즐겨라, 미쳐라. 나와 회사가, 가정과 학교가 건강해질 것이다. 걱정하지 말고 눈치 보지 말고 지금 바로 크게 웃어보라. 우하하하하하

(14) 웃음치료 암치료

우리가 살아가는 데 있어서 가장 중요한 목표 세 가지는 '건강, 행복, 성공'이라 할 수 있다. 그러나 행복도 성공도 건강 없이는 소용이 없다.

80세 어르신의 인생을 회고하여 보았더니, 잠자는 데 26년, 일하는 데 21년, 식사하는 데 6년, 기다리는 데 6년을 썼다. 웃는 데 시간을 보낸 것은 겨우 10일(1일 30초, 80년간 수명)이었다. 인간답게 살려고 한다면, 웃으면서 건강을 챙겨야 하는데 말이다.

동서고금의 진리가 잘사는 것은 "바보같이 사는 것이다." 우리가 건강해지려면 바보같이 포기를 포기하고 좌절을 좌절하고, 바보같이 성공을 성공시키는 신념이 필요하다. 바보같이 묵묵히 전진할 때 성공, 행복, 건강은 나에게 올 것이다.

우리는 욕심과 부정으로 가득 찬 몸과 마음의 독소를 비워야 한다. 유명한 시인과 소설가들이 도시에서 글을 써보니, 시상과 글상이 떠오르지 않았는데, 시골풍경이 넘치는 자연 속으로 안착하니 시상과 글상이 자연스럽게 떠오르더라는 것이다. 비우면 채워지는 철학을 알면서도 실행하기 힘든 우리의 나태함을 반성해야 한다.

병원에 가면 의사와 환자가 있는데, 환자(患者)의 환(患)자가 근심환자라는 말이다. 근심을 비워야 심신이 건강해진다. 근심은 모든 병의 근원이다.

근심에 가장 좋은 약은 웃음이다. 웃을 때는 가능한 온몸으로, 특히 오장육부로 웃어야 한다. 허리가 끊어지고 배가 아플 때까지 웃는 요절복통과 박장대소, 포복절도, 폭소는 제일 훌륭한 웃음이다. 이렇게 웃을 때 부정적인 잡념이 사라지고, 긴장도 해소되어 스트레스가 사라진다. 그리고 혈류량이 증가하여 성인병 예방에 탁월하며, 세포할성화와 근육운동을 도와주며, 혈액순환과 피부미용에도 탁월하며 각종 질병에 대한 면역력도 향상시켜 준다.

웃는 방법은 크게, 길게, 뜨겁게, 신나게 웃어야 하고, 입만 웃지 말고 뇌로, 생각으로, 눈으로, 손으로, 배로, 마음으로 웃어야 효과가 크다.

1987년 코간 박사는『행동의학』이라는 저널에서「불편을 느낄 때 소리 내는 웃음효과」라는 논문에서, 크게 소리 내서 웃는 웃음이 통증을 없애준다고 발표했다. 박장대소로 크게 소리를 내어 웃으면, 신경계를 마비시켜 주는 진통제인 엔케팔린과 엔돌핀이라는 2개의 신경 펩타이드의 분비가 촉진되는데, 이것이 통증을 억제하는 호르몬이다. 뇌에서는 도파민, 장에서는 세레토닌이 분비되어 심신의 행복감도 안겨준다.

비워라 그러면 건강해진다.
즐겨라 그러면 행복해진다.
미쳐라 그러면 성공할 것이다.
웃음은 건강, 행복, 성공의 지름길
자세히 보니 오래 보니 당신 얼굴은 100점, 인상은 200점, 마음은 300점
웃으면 얼굴은 물론 마음도 예뻐지고 몸도 건강해진다.

(15) 웃음치료 효과

웃을 일이 없어도 억지로라도 웃자. 간혹 웃을 때 생기는 주름 때문에 걱정하는 사람들이 있다. 하지만 그런 것은 걱정하지 않아도 된다. 다 웃고 나면 사라지는 얕은 주름이기 때문이다. 하지만 화를 낼 때 생기는 주름은 깊고 딱딱하고 강해서 오랫동안 남게 된다. 특히 이마 가운데 추미근이 생겨 보기 싫은 주름이 만들어진다.

웃음치료 실습을 처음 하게 되면 두통이 오고 어지럼증이 오지만 일시적이다. 너무 강하게 웃어 산소 부족으로 그럴 수 있다. 그리고 평소 사용하지 않던 얼굴 근육 80개 중 턱 주변이 약간 아플 수도 있는데, 여러 번 반복하다 보면 아프지 않게 된다.

웃을 때는 가능한 입으로만 웃지 말고 특히 눈과 뇌의 생각과 마음으로 손뼉을 치면서 배로 웃는 것이 유산소 운동이 된다.

우리는 억지로라도 웃을 필요가 있다. 오른손에 신 과일(레몬, 석류, 자두, 신김치)이 있다고 가정하고 실제처럼 한입 먹어보자. 생각만 해도 침이 계속 나오게 되어 있다. 이처럼 우리 뇌는 실제로 먹지 않아도 상상만으로도 침이 나오게 되어 있다.

지금 여러분의 뇌를 주먹으로 살살 때려보시라. 정말로 우리 뇌는 골때린다(하하하). 이처럼 억지로라도 한번 웃어보라. 바로 마음도 웃음으로 바뀔 것이다. 요즈음 우리 국민들이 '웃을 일이 있어야 웃지'라고 말하지만, 우리가 웃을 일만 찾아 웃는다면 영원히 웃음을 잃어버릴지도 모른다.

억울해도, 귀찮아도, 창피해도, 힘들어도, 아파도 일단 한번 웃어보라. 그러면 바로 문제가 해결되고 치료된다. 그래서 웃음은 만병통치약이라고 말하지 않았던가.

억지로라도 뇌로, 눈으로 5초만 웃어도 눈가에 눈물이 고인다. 이 눈물은 너무 기뻐서 나온 눈물이다. 웃음도 훈련이 필요하며 마음먹기에 달려있다. 그러므로 억지로 웃는 것도 실제로 웃는 것과 똑같은 효과가 있는 것이다.

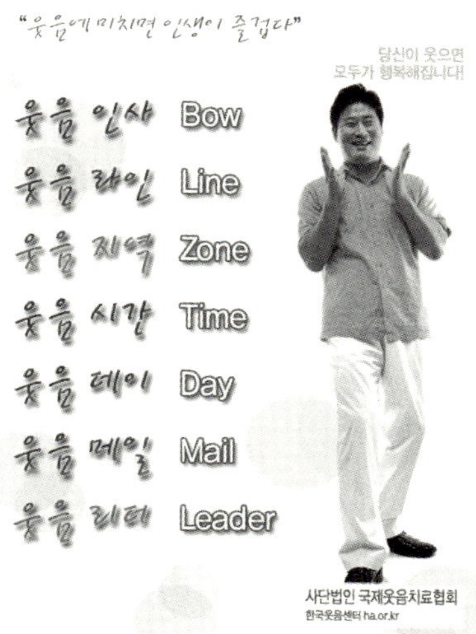

2) 미세먼지 웃음치료 프로그램

하루 종일 신나게 웃고 칭찬하며 사는 법

아침은 아침부터 하하하 – 오늘 하루를 주셔서 감사합니다.

점심은 점점 크게 하하하 – 맛있는 점심을 먹을 수 있어서 감사합니다.

저녁은 저절로 하하하 – 즐거운 하루가 되어서 감사합니다.

1주일 내내 웃으며 칭찬하며 사는 법

월요일은 월래부터 칭찬하고

화요일은 화가 나도, 화장실에서, 화사하게 칭찬하고

수요일은 수수하게, 수려하게, 수줍게 칭찬하고

목요일은 목숨 걸고, 목 터지게, 목젖이 보이게 칭찬하고

금요일은 금방 칭찬하고, 또 칭찬하고

토요일은 토하도록, 토실토실 칭찬하고

일요일은 일없이, 일찍 일어나서, 일부러 칭찬하자.

1년 내내 웃고 칭찬하고 사는 법

1월은 일없이 일삼아 칭찬하고

2월은 이유 없이, 이판사판 맘대로 칭찬하고

3월은 삼삼하게 칭찬하고

4월은 사정없이, 사근사근 칭찬하고

5월은 오부지게, 오붓하게, 오순도순, 오줌 싸며 칭찬하고

6월은 유쾌하게 칭찬하고

7월은 칠칠하게 칭찬하고

8월은 팔팔하게 칭찬하고

9월은 구수하게 칭찬하고

10월은 시끌벅적, 시원하게 칭찬하고

11월은 일일이, 열 번 칭찬하고 한 번 더하고, 시비 걸어도 칭찬하고

12월은 십이지장이 끊어지도록 칭찬하고

칭찬웃음 10계명 (가정, 직장, 학교)

1계명 일어나자마자 오늘도 '상쾌하게 칭찬'하며 하하하
2계명 세수할 때 거울 보며 '예쁘게 칭찬'
3계명 아침식사 할 때 '거뜬하게 칭찬'
4계명 집을 나설 때 '활기차게 칭찬'
5계명 직장에서 만나는 사람과 하이파이브 하면서 '신나게 칭찬'
6계명 점심식사 할 때 '맛있게 칭찬'
7계명 일하면서 아랫배 두들기며 뱃살대소로 '튼튼하게 칭찬'
8계명 퇴근할 때 박장대소로 '보람차게 칭찬'
9계명 저녁운동 시작하며 요절복통으로 '건강하게 칭찬'
10계명 잠자기 전 홍소로 '감사하게 칭찬'

행복한 사람과 성공한 사람의 공통점은 표정이 밝거나, 늘 웃는 인상이라는 점이다. 무엇을 하든지 긍정적으로 하며 맡은 일을 즐기며 미치도록 몰입한다.
재능 있는 사람은 노력하는 사람 못 따라가고, 노력하는 사람은 즐기는 사람 못 따라가고, 즐기는 사람은 미친 사람 못 따라간다.
우리가 일에 몰입하며 소통의 만남에서 웃음과 칭찬으로 또한 유머를 시도해 보라. 그러면 소통의 달인이 될 수 있으며 행복한 리더가 될 수 있다.

무조건 아닌/한광일

틀림아닌 다름 많음아닌 나눔 명예아닌 보람 투기아닌 배려 불만아닌 감사
향수아닌 향기 최고아닌 최선 머리아닌 가슴 비겁아닌 당당 용모아닌 마음
성공아닌 행복 평가아닌 이해 불평아닌 형평 조건아닌 사랑 나이아닌 청결
억지아닌 순리 지식아닌 지혜 권력아닌 체력 두뇌아닌 손발 울음아닌 웃음
미래아닌 지금 혼자아닌 함께 눈치아닌 주체 비난아닌 칭찬 포기아닌 도전
이용아닌 활용 채움아닌 비움 결과아닌 과정 떨림아닌 울림 여야아닌 국민
특권아닌 공평 축제아닌 일상 말씀아닌 경청 동정아닌 동감 행운아닌 노력
직선아닌 곡선 물음아닌 느낌 보약아닌 여행 아픔도 실패도 나이도 인생훈장
남은 인생 나답게 살자

다른 말은/한광일

사랑의 다른 말은 칭찬 실패의 다른 말은 도전 노래의 다른 말은 여행절벽의 다른 말은 희망 음식의 다른 말은 나눔 진보의 다른 말은 보수힐링의 다른 말은 비움 바다의 다른 말은 부모 호박의 다른 말은 고추나무의 다른 말은 감사아픔의 다른 말은 행복 미움의 다른 말은 사랑질투의 다른 말은 관심 지금의 다른 말은 행복 동물의 다른 말은 가족불안의 다른 말은 평화 시작의 다른 말은 노력 모험의 다른 말은 보험파도의 다른 말은 무지개 등대의 다른 말은 배려 보약의 다른 말은 산책이별의 다른 말은 샛별 철학의 다른 말은 실천 시인의 다른 말은 텃밭기다림의 다른 말은 주인공 묵은지의 다른 말은 내인생

귀/한광일

입은 동이요
눈은 은이요
귀는 금이요
맘은 보물섬
귀가 귀하다

반칙이야/한광일

당신 반칙이야
자세히 보니
얼굴은 100점
인상은 200점
마음은 300점

웃음 기본 스트레칭 3선

1단계

나이뻐 웃음 - 서로 양손을 마주대고 얼굴을 양 손등에 대고 사회자가 '하나, 둘, 셋' 하면 신비롭게 천천히 양 손을 펼치면서 '나 이뻐'를 하며 크게 웃는다.

2단계

박장대소-요절복통 – 어깨에 힘을 빼고 배를 접었다 폈다하면서 동시에 손뼉을 크게 치며 상하로 왕복한다. 허리와 배가 아플 정도로 움직이며 크게 웃는다.

3단계

바꿔웃음 – 오른손은 손바닥을 펴고(장풍을 쏘듯이) 왼손은 주먹을 허리에 대고 '하' 한다. 계속 손 바꿔가며 '하'를 10회 한다. 이때 앞으로 내민 손은 무조건 손바닥을 펴야 하고, 허리에 있는 손은 주먹을 쥐어야 한다. 어느 정도 익숙해지면 사회자가 '바꿔' 하면 앞으로 나온 손은 주먹을 쥐어야 하고, 허리에 있는 손은 펴야 한다.

웃음 호흡 스트레칭 6선

건강에 제일 좋은 것은 운동이다. 그런데 웃으면서 운동하면 금상첨화(錦上添花)일 것이다. 웃으면서 운동을 하게 되면 사람의 얼굴 근육은 80개, 몸 근육 650개, 뼈 206개, 오장육부(五臟六腑)가 웃음의 강도와 방법에 따라 다 움직일 수 있다. 그래서 웃음은 곧 운동이다.

15초만 크게 웃어도 12Kcal가 빠지고, 3분간만 웃어도 윗몸일으키기를 25번 한 것과 똑같은 효과가 있는데, 이 정도의 운동이 되려면 웃음호흡부터 시작하여 웃음스트레칭까지 배워야 한다.

1단계

양팔을 벌리고 들숨을 코로 반만 배꼽 아래 하단전까지 집어넣고 다시 이 들숨이 배꼽 아래 하단전에서부터 입으로 뿜어 나오도록 훈련한다. 이렇게 '흡~하~'를 10회 정도 반복한다.

2단계

어깨에 힘을 빼고 어깨를 귀 밑으로 올리고 내리고를 반복한다. 이때 입으로 쭉~ 내리면서 '하~'를 반복한다. 반복할 때 옆 사람을 보면서 하면, 재미있는 표정을 볼 수 있다.

3단계

먼저 양 손바닥을 비며 열을 낸 다음, 배를 양 손으로 마사지하며 50바퀴를 시

계방향으로 돌린다. 이때 '아에이오우'를 한 번씩 하는데 양손으로 배를 마사지하면서 동시에 '아~' 한다. 이어 '에~, 이오우~' 한다.

4단계
이어 오른 손바닥을 세워 자기 배를 한 번 치도록 한다. 이때 리더는 이렇게 질문한다. "어때요? 한 번 쳐보니 배가 아프세요. 안 아프세요. 아프지 않으신 분은 손을 들어 주시기 바랍니다. 대부분 손을 들게 되는데, 이때 리더는 뱃살 좀 빼세요. 하하하." 라고 말한다. 이어 배를 앞으로 절하듯이 35~45도 10회 접는다. 이때도 '하~'를 10회 정도 반복한다.

5단계
손뼉을 머리 위에서 치고, 얼굴 앞에서 치고, 가슴 앞에서 치고, 배 앞에서 치고, 무릎 앞에서 치고, 다시 위로 올라오면 상하로 10번을 치게 된다.

6단계
동시에 얼굴, 목, 어깨, 가슴, 복부, 무릎 등을 움직이며 박장대소와 요절복통을 한다. 숙련이 되면 얼굴근육 80개, 몸의 근육 350개, 뼈 206개가 모두 움직이도록 웃어 본다.
서서 양발을 어깨 넓이로 벌리고 양손을 머리 뒤에서 손뼉치고 짝, 다시 머리 앞에서 짝, 허리 뒤에서 짝 허리 앞에서 짝, 오른무릎 아래로 짝, 왼무릎 아래로 짝 총 8동작 손뼉치기를 한다. 운동에 큰 도움이 된다.

웃음 스킨십 스트레칭 8선

웃음은 기분을 좋게 하지만 신체적인 스킨십은 신뢰감을 증진시키는데, 이때 도파민의 등의 호르몬이 분비된다. 본 스트레칭은 스킨십을 많이 하도록 만들었다. 히포크라테스는 마사지가 치료의 중요한 요소로 강조했듯이 마사지와 같은 효과를 볼 수 있다.

1단계 마냥좋아 웃음
방법: 서로 마주보게 하고 리더가 지시한다. '서로 눈을 보세요.'라고 하면 서로 눈을 보고 크게 웃는다. 이어 귀, 눈썹, 이마, 머리, 코, 입술, 배 등을 명령

할 때마다 쳐다보며 웃는다.

2단계 하이파이브 웃음

방법: 서로 마주보고 서서 오른손끼리 마주치며 아래에서 위로 크게 하이파이브하면서 하하하 – 왼손끼리 하하하 – 오른발끼리 하하하 – 왼발끼리 하하하 – 뒤로 돌아 엉덩이 여러 번 부딪치며 하하하

3단계 돌려주며 웃음

방법: 서로 마주 보고 서서 오른손끼리 악수하고 하하하, 이어 왼손 악수하고 하하하, 이때 양손은 꼭 잡는다. 그리고 그 상태에서 서로 머리 위에서 몸과 함께 돌려준다. 그러면 두 사람 다 멋있게 돌아간다. 이때도 손을 잡고 있어야 한다. 이어 서로 잡은 손으로 잡아당기며 배치기를 한다.

4단계 등대며 웃음

방법: 서로 등대고 서서 양팔을 뒤로 건다. 이어 오른쪽(둘이 한쪽 방향)으로 접으면서 하하하, 왼쪽(한쪽 방향)으로 접으면서 하하하, 안(한쪽 방향)으로 접으면서 하하하 뒤(한쪽 방향)로 접으로면서 하하하. 그야말로 한 몸이 되어 움직이게 된다.

5단계 안아주며 웃음

방법: 서로 마주 보고 서서 양손으로 허리를 안아 준다. 온몸이 바싹 달라붙게 하여 한 몸이 되게 한다. 이어 오른쪽으로 접으면서 하하하, 왼쪽으로 접으면서 하하하, 안으로 접으면서 하하하 뒤로 접으로면서 하하하. 그야말로 한 몸이 되어 움직이게 된다.

6단계 시소 웃음

방법: 서로 등대고 서서 한 사람은 자기 등에 태워주고 한 사람은 상대방의 등에 눕는다. 이때 온몸을 이완시켜 편하게 눕는데, 양발도 힘을 빼고 늘어지게 한다. 이때 중요한 것은 서로 양팔을 힘차게 걸어야 한다. 어느 정도 익숙해지면 아래에 있는 사람은 자기의 허리와 엉덩이를 이용하여 웃으면서 좌우로 흔들어 주어야 한다. 그래야 서로 허리운동이 된다.

7단계 등 대고 일어서기 웃음

방법: 서로 바닥에 등 대고 앉아 양팔을 건다. 그리고 양 무릎을 가능한 한, 직각으로 세운 다음 리더가 '하나, 둘, 셋' 하면 '하하하하' 웃으며 동시에 일어선다. 요령은 서로 등을 밀며, 느낌으로 힘의 균형을 맞춰가며 일어선다.

8단계 12동작 웃음

방법: 30센티의 거리를 두고 서로 등을 대고 선다. 그리고 리더의 '시작' 소리와 함께 서로 동시에 양손을 부딪치거나 잡는다.

동작은 양손을 어깨만큼 벌려, 오른쪽(둘이 한쪽 방향)으로 어깨를 45도 돌려 양손을 어깨 옆에서 마주치며 '하나, 둘' 한다.

이어서 반대 왼쪽으로 양 손바닥을 치며 '셋, 넷' 한다.

이어 반대로 어깨와 허리를 돌려 허리 쪽에서 양 손바닥을 치며 '다섯, 여섯' 한다.

이어 반대로 돌려 양 손바닥을 치면서 '일곱, 여덟' 한다.

이어 양손을 머리 위로 하여 꼭 잡으며 흔들면서 '아홉, 열' 한다.

마지막으로 서로 자기 앞으로 허리를 굽혀 양손을 가랑이 사이로 넣어 상대방의 양손을 잡으며, 이때는 엉덩이끼리 비비며 '열하나, 열둘' 한다.

이때 엉덩이의 꼬리뼈가 서로 부딪치는 소리가 들려야 한다.

이처럼 위의 동작이 익숙해지면 '하나, 둘, 셋, 넷~'이라는 구령보다는 '하하하하~' 로 하는 것이 좋다.

믿습니까? 웃음

방법: 양팔을 높이 들고 흔들게 한 다음 무조건 '믿습니다.'라고 따라 하도록 한다. 이때 리더는 웃음을 믿습니까? 참가자들이 '믿습니다.'라고 하게 되면, 이때 리더는 '그러면 크게 웃을 수 있죠. 박장대소 시작! 하하하하.' 하게 된다.

웃음악수 나이뻐 웃음

방법: 서로 '하하하' 웃으며 악수한다. 그리고 얼굴을 마주 보고 얼굴이 안 보이도록 양손을 마주 대고 있다가 리더의 지시에 따라 '보여줘' 하면 신비롭게 천천히 서로 양손을 벌리면서(얼굴이 천천히 보여주며) 앙증맞게 '나 이뻐' 하면서 크게 웃는다.

가위바위보 칭찬 웃음

방법: 서로 가위바위보를 하여 진 사람이 칭찬을 해주고, 이때 이긴 사람은 '당연하지' 하면서 크게 웃는다. 5명 이상 찾아가서 한다.

최고야! 웃음

방법: 서로 가위바위보를 하여 진 사람이 상대방 얼굴 앞에서 엄지를 아래에서 위로 올리며 '당신이 최고야!, 당신은 짱이야!' 하며 크게 웃는다. 당신이라는 호칭을 직책으로 바꿔 불러주거나 선배님으로 해도 좋다. 이때 반드시 엄지로 해야 한다. 가운데 손가락으로 하면 오해받는다. 최고야 웃음이 익숙해지면 서로 칭찬해 주고 웃도록 한다.

'네 좋습니다' 속도 웃음

방법: 서로 마주 보면서 박장대소로 웃는데, 머리 위에서 아래로 손뼉을 치며, 3번 왕복하면서 '네! 좋습니다. 하하하하' 하며 웃는다. 5명 이상 찾아가서 한다. 이때 리더가 '10km' 하면 천천천 치고, 30km, 50km, 100km 등에 따라 속도를 빠르게 한다.

예 / 훌륭합니다. 짱입니다. 멋집니다. 최고입니다.

전기웃음

방법: 서로 마주 보고 가위바위보를 하여 이긴 사람이 진 사람의 몸에 손가락을 댈 때마다 감전이 된 것처럼 웃는다. 길게 대고 있으면 길게 웃어야 한다. 세끼 손가락은 110 볼트, 중지는 130 볼트, 엄지는 150 볼트로 정하여 볼트가 셀수록 크게, 길게 웃어야 한다.

세이 하하하 웃음

방법: 강사가 외치는 소리를 리듬을 넣어 랩 형식으로 다 함께 따라 하며 웃는다. 예로 '강사-세이 하하, 모두-하하, 강사-세이 하하하, 모두-하하하' 등의 활동을 통해서 하나가 되고 집중력이 강화된다.

배꼽잡고 웃음

방법: 서로 배꼽을 잡거나 검지를 배꼽에 끼우거나, 엄지와 집게손가락으로 집으며 크게 웃는다.

화장 웃음

방법: 왼손에 화장품을 놓고 오른손은 화장을 찍어 볼, 이마, 턱 등을 두드리면서 하하하 웃는다. 가능한 한 "참 예쁘구나, 와! 눈부셔라!" 등의 감탄사를 쓰면서 웃는다.

싱글벙글 웃음

방법: 옆 사람과 얼굴을 보면서 양손을 얼굴 앞에서 안으로 혹은 밖으로 돌리면서 싱글싱글 웃고, 벙글벙글하면 반대 방향으로 돌리면서 하하하 웃는다.

무아지경 웃음

방법: 적막강산에 나 혼자 있다고 가정하고 웃음으로 무아지경에 빠져본다. 그야말로 혼자 아무 생각 없이 계속 웃는다.

하단전치기 웃음

방법: 양손을 펴서 하단전(배꼽 아래 5센티)에 두고 '하하' 하면서 힘차게 치거나 누르며 골고루 마사지를 한다.

잼잼 웃음

방법: 양손을 앞으로 내밀어 잼잼 하며 손을 쥐었다 폈다를 10번 한다. 익숙해지면 10번 세는 것은 머리로 암산하고, 입으로는 '하하하~' 웃음으로 10번을 해본다. 10명 중 1~2명은 더 웃거나 덜 웃게 되는데, 쉽지 않다. 치매예방에 효과적이다.

기 웃음

방법: 양손 주먹을 쥐고 가슴 앞으로 번갈아 가며 오른손부터 차례로 앞으로 뻗었다 당긴다. 이때 웃음소리를 내야 한다. 집중력이 뛰어나며 운동의 효과

도 있다.

예) 오른손부터 가슴 앞으로 뻗었다가 당기며 '하', 양손 앞으로 뻗었다가 당기며 '하', 왼손 앞으로 뻗었다가 당기며 '하', 양손 앞으로 뻗었다가 당기며 '하', 오른손 머리 위로 올렸다가 내리며 '하', 양손 머리 위로 올렸다가 내리며 '하', 왼손 머리 위로 올렸다가 내리며 '하', 양손 머리 위로 올렸다가 내리며 '하'.

가라사대 웃음

방법: 이 게임은 널리 알려진 것으로 누구나 손쉽게 진행할 수 있다. 리더가 '가라사대' 하면서 어떤 행동을 하면 참가자들이 그 행동을 따라서 하고 '가라사대'라는 말을 하지 않고 어떤 행동을 하면 따라 하지 않는 것이다. 참가자들이 틀리도록 유도하려면 리더는 자연스럽게 말과 행동을 유연하게 연결하여 진행하면 된다. 대부분 틀리게 되는데, 틀릴 때마다 벌칙으로 전체가 웃게 한다.

〈게임의 예〉

'가라사대 두 팔을 번쩍 들었습니다.' (1초 지나서) '자! 다같이 박수 2번' 하면 대부분 박수를 치고 마는 것이다. 그리고 '반짝반짝', '뒤로 기지개'를 해도 대부분 틀리고 만다.

예) 손가락 세기, 손뼉치기, 함성지르기, 길게, 짧게, 가위바위보, 쥐시고, 펴시고 등 마지막에 지금까지 틀리지 않으신 분 선물 드립니다. 앞으로 빨리 나와 주세요. 선착순 다섯 분께만 드립니다. 이때 정신없이 나오게 되는데, 이러면 이 사람도 틀리게 된다.

하하호호 반대 웃음

방법: 리더가 양팔과 손을 벌리면서 동시에 웃음소리로 하하하면 '호호' 하고 '호하호하' 하면 '하호하호' 하는데, 이때 참가자들은 반대로 행동과 웃음소리를 내야 한다.

생수 웃음

방법: 오른손으로 생수를 컵에 따르는 흉내를 내며 '부어! 왼손으로 채워!' 오른손으로 마시는 흉내를 내며 '하하하' 웃는다. 생수 외에도, 막걸리, 소주, 숲

속의 향기라고 말해도 좋다.

버리기 웃음

방법: 오른손으로 스트레스를 컵에 따르는 흉내를 내며 '부어! 왼손으로 채워!' 왼손으로 머리 뒤로 버리는 흉내를 내며 '하하하' 웃는다. '스트레스야 꺼져 버려라, 질병아~, 비만아~, 암 덩어리야~, 우울증아~'라고 말하던가, 아니면 양손으로 바닥에 무겁고 큰 고난의 덩어리를 머리 뒤로 던지는 흉내를 내며 웃는다.

남천기소(男天氣笑) 웃음

방법: 남자는 일어서서 말 타는 자세로 하늘을 향해서 두 팔을 벌리고 태양을 끌어안고 성기를 흔들면서 웃는다. 가능한 한, 몸을 많이 움직이는데, 성기 부분이 흔들리도록 웃는다.

여지기소(女地氣笑) 웃음

방법: 여자도 일어서서 말 타는 자세로 땅을 향해서 두 팔을 벌리고 땅에 있는 기운과 음이온을 긁어모아, 내 자궁 속에 채워 넣듯이 온몸을 흔들면서 웃는다. 가능한 한, 몸을 많이 움직이는데, 가슴 부분이 많이 흔들리도록 웃는다.

발자국소리 웃음

방법: 걸을 때, 달릴 때, 산책할 때 발이 땅에 닿을 때마다 '하' 하고 웃으며 걷는다. 걷는 속도가 빠르면 웃음소리도 빨라진다. '하하'로만 하면 숨이 차기에 '하하', '호호'를 번갈아가며 한다. 산이 아니더라도 출퇴근할 때, 시장에 갈 때, 집에서도 가능하다.

양손바꿔 웃음 1

방법: 태권도를 하듯이 양손을 동시에 오른손은 손바닥을 펴서 앞으로 장풍을 쏘듯이 하고, 왼손은 주먹을 쥐고 허리에 댄다. 그리고 오른손 한 번, 왼손 한 번씩 번갈아 가며 정권찌르기를 하는데, 무조건 앞으로 내민 손은 반드시 손바닥을 펴야 한다. 이렇게 하면서 손이 나갈 때마다 '하' 하고 웃어야 한다.

어느 정도 익숙해지면 리더는 '바꿔'라고 한다. 이때도 마찬가지로 웃는 것은 똑같지만 나간 손은 주먹이 되도록 한다. 빠른 속도로 하거나 '바꿔'를 자주 하게 되면 매우 재미있다.

양팔바꿔 웃음 2

방법: 오른팔은 얼굴 앞에서 상하로 '하하호호' 하며 크게 흔들고, 왼팔은 얼굴 앞에서 좌우로 '하하호호' 하며 크게 흔든다. 각각 연습을 한 다음, 동시에 흔들어 본다. 각 팔의 흔들림이 동시에 쉽게 되지 않는다. 어느 정도 익숙해지면 하는 도중 '바꿔'를 외쳐 혼동하게 한다. 이때 틀리게 되면 웃음이 나온다.

아에이오우 웃음

방법: 양 손바닥으로 배를 문지르며 크게 '아' 하며 소리 지른다. 그리고 다음은 '에' 하며 문지르고, 계속하여 '우'까지 한다. 아래와 같이 연습해 본다.

1) 아~하하하 에~하하하 이~하하하 오~하하하 우~하하하
2) 아~하하하 에~헤헤헤 이~히히히 오~호호호 우~후후후

앉아서, 서서, 누워서, 엎드려서 등 다양한 자세로 한다.

어깨 웃음

방법: 어깨를 귀밑까지 올렸다가 내리면서 '하' 하고 웃는다. 처음에는 천천히 하다가 계속 속도를 낸다. 긴장을 풀 때와 소화가 안 될 때 하면 매우 효과적이다. 웃음소리는 상하로 흔들면서 크게 '하하호호' 하면서 웃는다.

비행기 웃음

방법: 리더는 일어서서 양팔을 펼쳐 비행기가 되어, 오른손으로 가슴 앞에서 위로 올리면 크게 웃고, 내리면 작게 웃는데, 자주 상하비행을 하여 웃음소리가 크고 작게 되도록 유도한다.

박수 웃음

방법: 박수 1번에 웃음 1번, 박수 2번에 웃음 2번… 박수 숫자에 맞춰 웃는다. 익숙해지면 여러 횟수의 박수와 리듬에 따라 웃는다.

뱃살대소 웃음

방법: 양손으로 뱃살을 빼기 위해 두 손바닥으로 때리면서 웃거나, 세게 비비면서 웃는다.

요절복통 웃음

방법: 허리가 끊어지고 배가 아플 정도로 20초 이상 웃는다. 허리를 앞으로 20~30도 연달아 구부리면서 웃거나 배를 잡고 웃는다.

밀고 당기고 웃음

방법: 서로 양손을 잡고 가슴 앞에서 밀고 당기기를 하는데, 이때 밀고 당기는 속도와 박자에 맞춰 크게 웃으면서 한다.

얼굴 보며 손대며 좌우 웃음

방법: 서로 양손을 맞대고 동시에 좌로 우로 얼굴을 움직이면서 웃게 한다. 이때 리더가 '서로의 눈을 보면서 웃으세요. 코를, 진지하게 입술을, 가슴을, 거시기를'이라고 말해 준다.

8동작 웃음

방법: 일어서서 양손으로 손뼉을 치는데 머리 뒤에서 손뼉 1번, 머리 앞 손뼉 1번, 허리 뒤에서 1번. 배 앞에서 1번, 오른 다리 들면서 무릎 뒤에서 1번, 무릎 앞에서 1번, 왼 다리 들면서 무릎 뒤에서 1번, 무릎 앞에서 1번의 손뼉을 치면 총 8번을 치게 되는데, 노래에 맞춰 손뼉을 친다. '남행열차' 음악에 맞춰 손뼉을 쳐보면 무척 재미있다. 손뼉을 칠 때 동시에 '하'로 웃어 준다.

훌라후프 웃음

방법: 훌라후프를 돌린다고 가정하며 웃으면서 돌린다.

반대로 동작 웃음

방법: 리더의 재치 있는 웃음소리와 행동을 참가자들이 반대로 따라 해야 한다. '안에서 밖으로', '밖에서 안으로', '올렸다 내리고' 등을 한다.

노래 웃음

방법: 첫째, 예를 들어 '비 내리는 호남선'이라는 노래가 있으면 이렇게 부르면 된다. 비 내리는 호남선 하하하하(사이에 박자에 맞춰 하하하하를 하는데 이때 리더가 오른손으로 사인을 해줘야 한다.) 남행열차에 하하하하 흔들리는 차창 너머로 하하하하.

둘째, 손이 시려워, 하하하하하하 길게 웃는다. 발이 시려워, 하하하하하하 이런 식으로 웃을 수 있다.

셋째, '고향의 봄' 가사에 맞춰, 나의 살던 고향은 꽃피는 산골~ 이렇게 부르지 말고 처음부터 하하하하 하하하 하하하하하로 개사하여 부른다. 가능한 한, 힘찬 리듬의 노래를 선정하여 부르는 것이 재미있다.

권투 웃음

방법: 권투선수처럼 권투를 하는데, 손이 나갈 때마다 '하' 하고 웃다가 리더가 'KO'라고 소리 지르면 박장대소와 요절복통으로 웃는다.

턱걸이 웃음

방법: 양팔 양 주먹을 얼굴 앞에서 철봉처럼 벌려 몸과 얼굴을 늘려 가상의 철봉대에 얼굴을 올려놓으면서 웃는 웃음이다.

3

미세먼지와 레크리에이션 치료

한광일

자연의 선물

강은 바다를 포기하지 않고 바다는 다 바다 준다.
하늘은 푸르고 구름은 하얀 피카소
산은 맑은 공기와 산새소리 들판엔 아지랑이 춤추며
내마음 꽃동산 그대 가슴에 물들이고 싶다.

– 한광일 –

1절 레크리에이션 치료

1) 레크리에이션

(1) 직업의 필요성

50년 이내에 세계 각국에 있는 대학교가 10개 정도 남고 나머지는 다 사라질 것이다. 사이버상에서 스마트폰에서 교육이 열린다. 그래서 무크(MOOC)시대를 준비해야 한다.

'컴퓨터 발전에 따라 현재 직업 47%가 20년 안에 사라질 것이다.'라고 영국 옥스퍼드 마틴스쿨 칼배네딕트 프레이 교수와 마이클 오스본 교수는 '우리 직업은 컴퓨터화에 얼마나 민감한가?'라는 보고서에서 발표한 바 있다.

가장 생존율이 높고 안전한 직업으로, 1위 레크리에이션 치료전문가, 15위 내과 · 외과 의사, 34위 큐레이터, 42위 성직자, 271위 판사, 282위 경제학자 등이다.

우리 한국에서는 웃음치료사가 자녀에게 물려주고 싶은 직업 중 7위에 선정, 직업만족도 17위로 선정되었다.

노동시간의 단축, 휴일과 휴가의 증가, 여행의 증가, 3D 현상, 여가시간의 증가, 기계화, 전문화로 인한 인간 소외와 일에 대한 흥미 부족, 그리고 스트레스 증가, 정년퇴직 후의 프로그램 부재, 건전한 여가 생활지도의 부재 등 현대 산업사회의 다양한 문제가 발생하고 있다.

또한 현대의 산업사회는 물질추구에 너무 치중한 나머지 인간성 상실과 함께 많은 사회병리현상을 초래하였다. 그러나 안타깝게도 우리의 레크리에이션은 사회적 인식의 부족, 정책의 부재, 레크리에이션 기관의 영세성과 지도자의 부족 등으로 인해, 필요로 하는 대상자들의 욕구를 적절히 충족시켜 주지 못하고 있는 경우가 많다.

오늘날 현대인의 문제가 복합적인 것처럼 그들의 욕구는 매우 다양하다고 볼 수 있는데, 레크리에이션의 방법과 기술이 기존의 흥미 위주에서 탈피하여, 사회과학적이고 예방과 치료의 차원에서 전문적이고 다양하게 발전해야 할 것이다.

레크리에이션은 '인간존중'과 '인간에 대한 깊은 신뢰'를 이념적 바탕으로 하여 대상자들의 심리, 사회적인 능력향상과 자아실현 그리고 여가선용, 건전한 문화의식 함양, 문화창조, 문화전수 등의 긍정적 변화를 도모하는 데 목적을 둔 실천적이고 전문적인 방법이다.

따라서 레크리에이션은 아동에서부터 노인에 이르기까지 모든 사람과 집단을 대상으로 하여 진행된다. 레크리에이션은 짧은 시간 안에 장소와 대상, 예산 등에 구애받지 않고 다양하게 진행할 수 있으며 매우 역동적이어야 한다.

이러한 장점을 이용하여 개인의 자아실현은 물론 우리나라의 건전한 문화를 발전시켜야 할 것이다.[1] 레크리에이션은 개인적으로는, 국민들의 정서적 · 정신적 자아실현을 도와줄 수 있으며, 국가적으로는 건전한 문화창조와 창달을 위해 크게 공헌할 수 있는 프로그램이다. 특히 미세먼지 치료에 큰 도움이 될 수 있다.

(2) 어원과 정의

레크리에이션은 '회복하다', '새롭게 한다'는 뜻을 지닌 라틴어의 '레크레아싸오'에서 유래된 것으로, 1885년경 미국의 '어린이 놀이터 만들기'를 중심으로 한 플레이 그라운드(Play ground)운동으로부터 시작되었다. 그리고 공식적인 언어로 발표된 것은 1932년 미국 LA에서 열린 '제1회 세계 레크리에이션대회'부터이며, 이때부터 레크리에이션이 보편어(語)로 쓰이게 되어 일반인들에게 관심을 끌기 시작했다.

레크리에이션은 리크리에이션(Re-cre-a-tion)과 레크리에이션(Rec-re-a-tion)의 두 가지 발음과 뜻이 있다.

앞 단어는 '재창조, 개조, 새롭게 만든다'라는 뜻이며 뒷 단어는 '유희, 휴양, 오락, 취미, 기분전환'이라는 뜻이다. 그러나 위의 두 가지는 따로 구분하지 않고 서로 묶어 해석하며 보편적으로 레크리에이션으로 불리고 있다. 레크리에이션은 '건전한 여가선용을 위한 프로그램이며 또한 인위적인 집단을 형성한 집단활동의 역동을 통해서 자기발견과 자기계발을 할 수 있으며, 그리고 원만한 인간관계를 형성시켜 주는 가장 자연스러운 활동'이다.[2]

---

1) 한광일, '레크리에이션 가이드 백과', 솔바람, 1995, p.15-16.

2) 한광일, Ibid., p.14-15.

'놀이를 할 수 있는 능력'이란 어린이들에게는 창조적이고 참신한 사고를 할 수 있도록 해주며, 성인들에게는 흥미를 개발하고 인생을 충만하게 하는 일과 직결되어 있으며, 정서적인 안정과 긍정적인 가족관계를 유지하기 위한 것으로 재창조적인 행위의 가치를 인정하고 있다.[3)]

에릭 프롬(Erich From)은 '사랑의 기술'이라는 저서에서, '사랑도 어떻게 하면 올바르게 사랑할 수 있는가를 배우고 닦아야 비로소 올바르게 사랑할 수 있게 되는 하나의 기술을 필요로 하는 일'이라는 뜻의 말을 했지만, 올바른 레크리에이션도 항상 계속해서 올바른 교육을 받음으로써 비로소 정말 가치 창조적인 즐거운 활동이 되고, 그렇게 될 때에만 레크리에이션이 삶의 보람과 뜻을 더욱더 새롭고 싱싱하게 느끼도록 해주는 것이 될 수 있다.

즉 레크리에이션은 인간에게 있어서 가장 충실하게, 가장 변화가 많은 자기표현의 기회이며, 이에 따라 생활을 밝고 풍부하며 즐겁게 그리고 창조적이며 건설적으로 아름답게 만드는 것이라 할 수 있다.[4)]

또한 레크리에이션은 기본적으로 활동이 많은 운동이다. 미세먼지 치료에도 이 운동을 통하여 큰 도움을 줄 수 있다.

(3) 기능

1970년대 말기까지의 한국의 레크리에이션은 단순한 여가놀이의 형태로 소극적인 활동이었으나 최근의 레크리에이션은 고도의 산업사회의 발전과 더불어 활동영역이 매우 광범위하고 전문직의 하나로서 각광을 받고 있다.

각 사회교육기관, 복지관, 학교, 방송국, 이벤트 행사, 기업 등에서 교육과 행사에 다양한 방법으로 활용되고 있으며, 교정기관, 일반병원, 정신병원에서는 치료(Therapeutic)적인 레크리에이션으로 큰 효과를 보고 있다.

각 대학에서도 커리큘럼의 교양과목으로 활용되고 있으며 몇몇의 대학에서는 전문학과를 개설하게 되었는데, 앞으로 뜻있는 많은 대학에서 전문학과를 개설할 것으로 내다보고 있다. 그리고 각 단체들이 연수과정을 통하여 많은 지도자를 양성하고 있는데 다만, 염려스러운 것은 이들의 의식, 능력, 품성 등에

---

3) Jerome S. Bruncr, 'Child Development: Play is Serious Business', Psychology Today, January, 1975, p.83.

4) 이영민 편저, '여가 · 교회 · 레크리에이션', 도서출판 예루살렘, 1991, p.63.

관한 것이다. 간혹 어떤 지도자들은 수준 이하의 언어표현과 프로그램으로 레크리에이션의 이념을 흐리게 하는데, 반드시 건전한 의식을 가지고 진행해야 한다.[5]

레크리에이션은 그 속성상 자기표현, 자기만족, 자아실현, 정서함양, 인간성 회복, 사회성향상, 집단적 인간관계, 공동체의식 형성, 친목사교활동, 지역문화 활동적 성격이 강하고 민주성, 평등성, 조화성, 균형성 등을 통하여 명랑하고 활기찬 삶, 참된 인간, 좋은 지역사회, 건강한 사회형성에 이바지한다.[6]

위와 같이 중차대한 기능의 레크리에이션은 한 지도자가 무대 위에서 '원맨쇼'를 해서 이루어지는 것이 아니라 프로그램 속에서 역동(Dynamic)의 상호작용을 통하여 '개인과 집단의 손상된 심신을 치료'하는 것이기 때문에 정말로 위대한 실천학문이다.

우리가 몸이 아프면 약국이나 병원에 자주 간다. 그렇지만 정서적, 정신적, 사회적, 문화적으로 불리함과 아픔이 있다면 과연 누가! 무엇으로! 치료한단 말인가? 이러한 문제를 가장 쉽고 적절하게 예방하고 치료할 수 있는 방법이 바로 레크리에이션치료이다.

(4) 개인적 · 사회적인 기능

레크리에이션은 놀이, 춤, 노래 등을 통하여 심신의 피로를 회복하여 주고 사회의 구성원으로서 사회성과 책임성을 길러주며 또한 활달하고 명랑한 성격을 갖도록 해준다. 집단활동 속에서 '나도 할 수 있다'는 자신감을 갖게 해주며 창의력을 계발할 수 있도록 하는 활동으로, 특히 인간관계를 원만히 할 수 있도록 하는 합리성과 중용의 도리를 배울 수 있는 활동이다.

다양한 사회생활 속에서 고정적이고 편협적인 사고에서, 창의적이고 도전적인 생각과 여유와 긍정적인 시각과 창조적인 사고를 통해 건전한 문화사회를 만들어 갈 수 있으며, 특히 건전한 집단의 결속을 도모하여 바람직한 사회적 성취를 가능케 하는 원동력이 될 수 있다.

한편 사회의 각 문제에도 쉽게 접근하여 예방과 치료의 기능으로 활용되고,

---

5) 한광일, Ibid, p.16-17.

6) 박성부, '레크리에이션 운동의 발전방향', 월간 레크리에이션 1994년 4월호, p.12.

문화적인 측면에서도 창의적인 프로그램을 통하여 한 국가의 생산적인 문화창조와 창달에 공헌하기도 한다.

2) 레크리에이션 분야

(1) 친교를 위한 활동

⊙ 게임(Game)

분위기조성게임 / 관람게임 / 짝꿍게임 / 팀대항게임 / 야외게임 / 모두게임 / 수중게임 / 기네스북게임 / 박수게임 / 퀴즈게임 / 매직게임

⊙ 캠프(Camp)

평화캠프 / 무인도캠프 / 농장캠프 / 원시인캠프 / 인간관계훈련캠프 / 환경보호캠프 / 자연캠프 / 가족캠프 / 수상훈련캠프 / 극기훈련캠프 / 눈캠프 / 오토캠프 / 민속놀이캠프 / 상담캠프 / 연구세미나캠프 / 여가선용캠프 / 음악캠프

⊙ 노래와 율동, 체조

⊙ 무용

민속춤 / 디스코 / 사교춤 / 에어로빅 / 재즈댄스 / 탈춤 / 강강수월래 / 댄스스포츠 / 힙합댄스

⊙ 축제(Festibal)

⊙ 장기자랑(Talent show)

⊙ 취미발표(Hobby show)

⊙ 소풍

⊙ 파티(Parties)

생일 / 추수감사절 / 크리스마스 / 부활절 / 기념일 / 동문회 / 서클모임 / 단합회 / 야외요리강습 / 의상파티 / 가면댄스파티

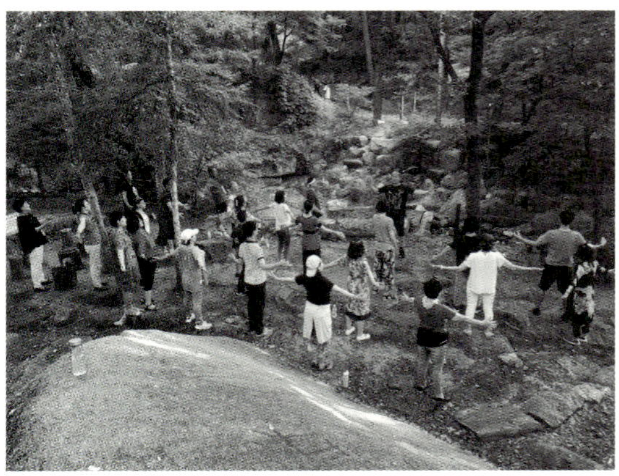

⊙ 축하회(Celebrations)

입학 / 졸업 / 종강 / 승진 / 개업 / 출판 / 전시회 / 기념 / 생일 / 회갑

(2) 심신단련을 위한 활동

⊙ 탐험레포츠

서바이벌 / 트레킹 / 백패킹 / 동굴탐험 / 탐석여행 / 산나물캐기 / 약초캐기 / 천체관측 / 무인도여행 / 등산 / 민물고기 관찰 / 희귀식물 · 곤충촬영 / 주말기차여행 / 고적지 탐방 / 탐조여행

⊙ 비행레포츠

패러글라이딩 / 모터보트패러글라이딩 / 지프패러글라이딩 / 행글라이딩 / 경비행기 / 모형항공기 / 조인경기 / 롤러코스터 / 열기구 / 무산소우주유영 / 스카이다이빙 / 번지점프 / 스턴트 카이트 / 초경량항공기

⊙ 수상레포츠

아쿠아라크로스 / 윈드서핑 / 패러세일 / 모터패러세일 / 서프제트 / 제트스키 / 스노클링 / 스킨스쿠버다이빙 / 호버크래프트 / 카누 / 수영 / 조개캐기 / 요트 / 물위통나무굴리기 / 래프팅 / 조정 / 카약킹 / 물고기잡기 / 파워보트 / 워터슬레이 / 침몰선탐사

⊙ 지상레포츠

스쿼시 / 라켓볼 / 윈드크루저 / 필드캐스팅 / 산악사이클링 / 하이킹 / 클레이사격 / 승마 / 카레이스 / 오토캠핑 / 삼림욕 / 석궁 / 주말농장 / 기공체조 / 택견 / 삼림욕 / 롤러블레이드 / 다트 / 길거리농구 / 스코어골프 / 에어로빅 / 재즈댄스 / 테니스 / 인공암벽등반 / 전파탐지경기 / 농어촌김장여행 / 새벽산책 / 걷기 / 아이스스캐팅 / 롤러스케팅 / 시골여행 / 자전거볼차기 / 당구 / 배드민턴 / 농구 / 야구 / 축구 / 배구 / 탁구 / 볼링 / 양궁 / 사진촬영 / 골프 / 스키 / 산악마라톤 / 모터싸이클 / 조깅

⊙ 경쟁대회(Contest)

모래성쌓기 / 비누풍선크게불기 / 연날리기 / 기네스북게임 / 보물찾기 / 애완동물장기자랑 및 경기대회 / 얼음조각대회 / 빵만들기 / 눈사람만들기

⊙ 미니올림픽

⊙ 종합체육제

⊙ 오리엔티어링(Orienteering)

⊙ 추적 · 순회놀이

⊙ 삼림욕(Green shower)

⦿ 스트레칭(Stretching)

⦿ 극기훈련

⦿ 담력배양훈련

(3) 자기계발을 위한 활동

⦿ 취미활동

영화감상 / 노래부르기 / 악기연주 / 음악감상 / 우표 옛날돈 수집 / 낚시 / 홈패션 / 비디오촬영 / 공작, 서예 / 그림그리기 / 연극활동 / 글짓기 / 원예가꾸기 / 독서 / 사진촬영 / 컴퓨터편집 / 손뜨게질 / 매듭 / 동판공예 / 분재 / 한지공예 / 수직공예

⦿ 강습회

수지침 / 지점토 / 실내장식 / 요리 / 양초공예 / 한지공예 / 아트플라워 / 데코파쥬 / 종이접기 / 꽃꽂이 / 단전호흡 / 요가 / 봉산탈춤 / 사교댄스

⦿ 심성계발훈련

⦿ 문화예술 감상(感想)

영화 / 연주회 / 콘서트 / 판소리 / 사물놀이 / 장난감전시회 / 미술 / 꽃 / 공예전시 / 도자기전시 / 금속전시 / 옷전시 / 사진전 / 판화전

⦿ 무대예술 실연(實演) – 연주 / 합창 / 무용 / 연극 / 시낭송 / 판소리 / 웅변 / 사물놀이

⦿ 봉사활동

어린이집 / 영아원 / 보육원 / 유치원 / 학교 / 노인정 / 모자원 / 병원 / 장애인기관 / 어촌 / 농촌 / 탄광촌 / 거리청소 / 캠페인 / 모금활동 / 캠프 / 바자회 / 빈민촌어린이 · 노인한글교실 / 재가장애인 및 노인방문서비스

(4) 민족혼 함양을 위한 활동

⦿ 토속마을 탐방

⦿ 고적지 탐방

⦿ 재래시장 탐방

⦿ 민속박물관 탐방

⦿ 민속놀이(설날, 단오, 추석 등)

⊙ 무형문화재 놀이 – 탈춤, 판소리, 고싸움, 강강술래 등
⊙ 옛 생활품 만들기 – 탈, 도자기, 죽제품, 한지, 모시옷, 짚신[7)]

이상과 같이 문화복지 프로그램인 레크리에이션 활동분야를 알아보았는데, 지도자들은 대상자들에게 신체적 · 정서적인 욕구충족과 정신적인 자아실현을 위해서 레크리에이션을 다양하게 실행해야 할 것이다.

3) 레크리에이션 치료

(1) 어원과 정의

레크리에이션 치료에서 치료(治療)라는 말은 '병이나 상처를 다스려서 낫게 함'을 뜻한다.[8)]
영어로는 'treatment, therapy'라고 불리고 있다.
치료라는 말은 각 직업에 따라 때론 다르게 불리고 있는데 사회복지에서는 재활, 의료분야는 치료, 교정기관에서는 교정, 기독교에서는 치유라는 말로 쓰고 있으며, 그 밖에 일반 치료분야에서는 요법이라는 말도 사용하고 있다.
레크리에이션은 '건전한 여가선용을 위한 프로그램이며 또한 인위적인 집단을 형성한 집단활동의 역동을 통해서 자기발견과 자기계발을 할 수 있으며, 그리고 원만한 인간관계를 형성시켜 주는 가장 자연스러운 활동'이다.[9)]
'레크리에이션 치료'라는 말은 1950년대 이전에만 해도 일반적으로 사용되지는 않았다. 과거에는 병원 레크리에이션, 의료 레크리에이션, 임상 레크리에이션, 레크리에이션 요법, 놀이요법, 놀이치료, 작업 요법, 특수 레크리에이션 등의 이름으로 불리고 있으며[10)]
이 밖에도 병원에서 주로 하는 레크리에이션 치료, 교정기관에서 하는 교정 레크리에이션, 사회복지시설에서는 재활 레크리에이션 등으로 불리고 있다.
한국에서 레크리에이션 치료가 국민적 관심을 갖기 시작한 것은 1990년대 중

---

7) 한광일, Ibid., p.22-26.

8) 이기문감수, '동아새국어사전', 동아출판사, 1993, p.2354.

9) 한광일, Ibid., p.14-15.

10) 박창영, '레크리에이션 연구와 지도원리', 일신서적출판사, 1988, p.94.

반부터다. 필자는 한국레크리에이션센터(현재 필자가 원장)의 전신인, 1992년 5월에 '레크리에이션치료연구소'를 개설한 바가 있다. 레크리에이션 치료라는 뜻은 신체적, 사회적, 정서적, 정신적, 문화적으로 치료가 필요한 사람들에게 레크리에이션으로 치료함을 말한다.

필자도 본 책을 저술함에 있어 스스로 딜레마에 빠지는 것은 사실 레크리에이션 자체가 문화활동이며 또한 치료를 내포하고 있는데 굳이 레크리에이션이라는 용어 뒤에 치료라는 말을 넣어야 하는지, 아니면 레크리에이션 그대로 용어를 사용해야 하는지 오랫동안 고민에 빠진 경험이 있다.

그렇지만 본 책을 집필하는 이유는 광범위한 레크리에이션의 분야와 기법 중에 좀 더 전문적으로 선별하여 접근하고자 펜을 들게 되었다.

의사들은 레크리에이션 치료처럼 의료, 진료라는 용어 뒤에 치료라는 말을 사용하지 않는다. 그 이유는 그들의 하는 일 자체가 바로 치료라는 의미이기 때문이다.

그런데 레크리에이션 분야는 치료라는 말을 붙여야만 더 인정을 받는다고 생각하는 이유는 무엇일까? 그것은 아마도 우리의 레크리에이션 치료에 관한 역사가 짧고, 현장의 레크리에이션 지도자들이 주로 치료적인 기능보다는 오락적인 면에 치중하였고, 이에 클라이언트들에게 오락적으로만 부각되었기 때문일 것이고, 또한 자료를 객관화 · 표준화할 수 있는 연구실적의 부족과 국민적 공감대를 얻지 못했기 때문일 것이다.

우리가 구차하게 치료라는 말을 붙일 수밖에 없는 현실을, 우리 모두가 반성을 해야 한다. 분명히 말하지만 우리의 레크리에이션은 처음부터 오락적인 기능만 있는 것이 아니고 신체적 · 사회적 · 정서적 · 정신적 · 문화적으로 불리한 개인과 집단의 역기능을 예방하고 치료하는 기능을 가지고 있는 것이다.

그리고 현재 한 가지 논란이 되는 것은, 용어에 있어서 대부분 '치료 레크리에이션'으로 불리워지고 있는데, 본인은 치료를 뒤로하여 '레크리에이션 치료'라고 정리하고자 한다.

(2) 목적

레크리에이션 치료는 특별한 요구와 문제를 가지고 있는 사람들이 건강을 증진하고, 장애 요인의 발전을 저지하며, 손상 부위를 치료함과 동시에 더 행복하고 생산적인 삶에 적응하도록 하는 것과 그리고 특별한 요구와 문제를 가지고 있는 사람들의 불안감, 초조감, 고통 등을 경감시키고 신체적 · 정신적 · 사회적으로 빠른 회복을 돕는 데에 그 목적이 있다.

또 장애가 있거나 병들고 무기력한 사람들이 개인적 여가 문제를 보다 효과적으로 다룰 수 있도록 돕는 데에도 있다.

그 밖에 레크리에이션 치료의 목적을 정리하면 다음과 같다.

1. 장애인이나 환자의 생활이나 치료를 보다 긍정적으로 받아들이도록 돕는다.
2. 대상자의 사기를 북돋아 주고 이들의 욕구불만이나 공격적인 충동을 적절한 배출구로 발산시켜 준다.
3. 대상자의 일상생활에서 신체적, 정신적, 사회적 장애를 제거하고 극복하고자 하는 의욕을 촉진시켜 준다.
4. 대상자로 하여금 바람직한 사회적응의 자질을 향상시킨다.
5. 퇴원 후의 개인적인 여가생활에 필요한 레크리에이션의 기술이나 레크리에이션에 대한 올바른 이해를 돕는다.
6. 사회적으로 인간관계의 개선과 사회 시민성의 발달을 도모한다.
7. 자기표현의 체험활동을 통하여 자아실현을 돕는다.[11]

(3) 필요성

일반적으로 질병이나 무력함, 약한 체력에 도움이 되는 레크리에이션 치료 요소들은 나이 많은 사람이나 젊은 사람들에게 있어서 필요한 프로그램 계획이 있어야 한다.

건강에 도움이 되는 활동 프로그램은 단지 하나의 절대 필요한 조건, 즉 기준은 특정 집단의 필요와 관심을 가질 뿐이다.

개인이 다른 사람과 만난다는 것은 집단과 함께 자신이 성장한다는 것만큼이나 필요하고 중요하기 때문에 프로그램은 다양하고 적응하기 쉬어야 한다.

---

11) 박창영 / 김성은, '치료레크레이션 수화 레크리에이션', 일신서적출판사, 1999, p.104-105.

(4) 개념적 정의

레크리에이션 치료는 문제의 성격에 따라 아래의 서술과 같이 여러 가지 정의를 내릴 수 있다. 정서적인 문제를 가진 구성원에 레크리에이션의 가치에 대해 언급한 윌리암(William)과 메닌거(Meninger,1948)는 다음과 같이 서술하였다.

치료의 부속적 방법으로서 레크리에이션의 경험은 정신적, 신체적으로 많은 사람들에게 도움이 된다. 직접적으로 정신적인 치료, 인슐린 치료에 따라서 환자들을 치료하는데 다양한 형태의 레크리에이션으로 활용할 수 있으며, 모든 사람을 위하여 치료적으로 일상생활에 건강한 신체활동, 스트레스 해소, 사회화, 그리고 창조적인 표현활동의 기회를 준다.

1953년에 미국 병원 레크리에이션에서 병원위원회가 레크리에이션 개념에 관한 연구를 수행하도록 지정하였다. 그들의 연구는 '병원레크리에이션의 기본적인 개념'이라는 제목으로 보고되었다. 그 하나는 다음과 같다.

레크리에이션 치료는 정신적 · 정서적 그리고 의학적 지침으로, 건강하기 위한 사람에게 레크리에이션으로 하여금 병이 있고 무능한 사람들을 치료하고 재활하는 데 있어 중요한 역할을 한다.

1) 환자를 치료하고 병원환경에 적응시키는 데 용이하게 한다.
2) 건전한 정신, 정서와 신체적 건강, 회복과 증진에 기여한다.
3) 레크리에이션으로 활동에 적응할 수 있도록 제공한다.

환자에 대한 레크리에이션 참여는 환자 회복에 관해서 직접적인 관계가 있다고 믿는다는 것이다.

혼(Haun)에 따르면 레크리에이션을 치료적 효과를 높이는 중요한 수단으로 생각한다. 비록 그 자체로서 치료는 아니지만 레크리에이션은 치료를 위한 환경을 만드는 데 기여한다. 본질적으로 레크리에이션 봉사는 환자에게 자신감이나 자신의 병이 피할 수 없는 불편함을 받아들이는 능력에 기여함으로서 바람직한 심리적 상태를 창조하는 데 도움을 준다.

웨퍼(Wolffe)박사는 다음과 같이 말했다.

'레크리에이션 치료는 …… 의학적 · 간호적으로 환자를 위한 환경을 만드는 데 있다. 간호사들은 환자들이 즐거운 행동에 몰입했을 때 잠도 더 잘 자고 진정제를 거의 필요로 하지 않는다는 것을 안다.'

또한 퓨린(Frye)에 의해 1974년에 발간된 레크리에이션의 한 논문에서 레크리에이션 치료의 중요성에 대해 다음과 같이 언급했다.

'교도소 시설에서의 레크리에이션 활동은 적어도 울적한 기분의 구조적인 배출구를 제공해야 한다. 감옥에서 재소기간 중 현저한 두려움과 걱정을 적절히 대처해 나갈 수 있는 피고인이나 기결수들의 활동능력으로 증가시킬 수 있다.'[12)]

레크리에이션 치료란 신체적 · 정신적 · 정서적 · 사회적 행동을 바람직하게 변화시키고 개인의 성장과 발전을 증진시키기 위하여 레크리에이션 서비스를 활용하는 의도적인 개입과정이다.[13)]

레크리에이션은 크게 2가지로 나누어 볼 수 있다.

첫째는 공공 레크리에이션으로, 이것은 개인과 집단의 안녕과 행복을 증진시키는 복지적인 레크리에이션, 인성발달을 위한 사회교육적인 레크리에이션, 사회병리현상과 신체적 · 심리적 · 정신적으로 서비스를 요하는 치료적인 레크리에이션이다.

둘째는 상업 레크리에이션으로 이윤추구를 목적으로 하는 단체나 기업에서 생산과 판매를 향상시키기 위한 레크리에이션으로 이벤트, 레포츠, 스포츠, 관광단체 등에서 상품을 판매하는 활동이다.

치료 레크리에이션은 공적 레크리에이션의 범주에 포함되어 국가적으로 계획을 가지고 한 국가의 건전하고 건강한 심신발달을 위하여 체계적으로 추진해야 될 부분이다.

치료 레크리에이션은 한 국가의 문화적인 차원도 중요하지만 더 중요한 것은 복지와 보건의 문제로 접근하여 정책을 만들어 내야 한다는 것이다.

일반적인 레크리에이션은 남녀노소 누구든지 참여할 수 있으며, 내용은 주로 오락적이며 문화적인 면을 추구하지만, 레크리에이션 치료는 특별히 치료를 요하는 신체와 정신적 불리함을 갖은 사람에게 유용하며, 각자 부적응 행동에 따라 치료기법이 달라질 수밖에 없는 유연성이 있다.

레크리에이션 치료는 흔히 신체적 치료만을 목적으로 하는 것으로 알려져 있지만 그것은 잘못된 생각이다. 레크리에이션 치료는 몸과 마음, 그리고 정신

---

12) 한이석, '치료레크리에이션', 도서출판 홍경, 1998, p.4-7.

13) 박재성, '치료 레크리에이션의 원리와 응용', 신지서원, 1998, p.50

까지 재활시키고 향상시켜 주는 기능을 가졌으며, 사회적 · 문화적 적응이 원활하지 못한 사람과 지체된 사람에게 사회적응과 치료를 돕는 기능도 있다.

레크리에이션은 다른 치료기법보다는 훨씬 자연스럽고, 부드러우며, 재미있는 기법이다. 레크리에이션만의 장점인 독특한 즐거움을 통하여 각 대상자들의 손상된 신체와 정신적 장애에 자연스럽게 접근하여 부담 없이 치료할 수 있는 것이 레크리에이션 치료이다.

모든 병은 마음에서 온다는 말이 있듯이 이러한 심인성 질환에 가장 적절한 기법이 레크리에이션 치료이다.

레크리에이션 치료는 시간, 공간, 예산, 도구, 대상의 여건에 구애받지 않고 가장 짧은 시간 내에 치료효과를 볼 수 있다.

필자는 병원에 레크리에이션 치료를 하러 간 적이 있다. 대부분 노인들이었으며 손과 발이 잘 움직여지지 않았으며, 휠체어를 타고 있었다.

처음 시작할 때 약간의 긴장감이 있었다. 환자들 스스로 참여하고 싶어도 몸이 움직여지지 않아 어려움이 있었으나, 필자의 칭찬과 할 수 있다는 자신감 부여로 그들은 어느새 숨겨놓았던 손을 내밀어 손뼉을 쳤으며, 또한 전혀 손을 쓰지 못하는 노인이 노래에 맞춰 손뼉을 치려고 노력했으며 결국 박자에 맞춰 손뼉을 치는 광경을 목격하였다.

소극적인 그들에게 적극적이고 능동적이며, 자신감을 갖도록 동기부여를 하고 재활을 하도록 했다는 사실이다.

레크리에이션 치료는 치료사와 환자가 치료에 대한 긍정적인 시각과 상상을 갖는 것이 중요하다. 또한 서로 신뢰감을 잃지 않도록 해야 한다.

4) 치료과정

레크리에이션은 주로 집단을 대상으로 하나, 치료 레크리에이션은 집단으로 할 수도 있지만 주로 환자의 상태에 따라 치료하기 때문에 소집단이나 개별치료(Case work)가 효과적일 수도 있다.

본 장에서는 치료 레크리에이션을 위해 필요한 케이스 워크 과정을 초기과정(Intake), 조사(Study), 진단과정(Diagnosic), 치료과정(Treatment), 평가과정(Evaluation) 등의 단계로 나누어 소개하고자 한다.

(1) 초기과정

가. 인테이크의 개념

Intake란 말은 영어의 'taking in'(받아들인다, 삼킨다)이라는 의미의 동사를 명사화한 것으로 우리말로는 접수, 수리 또는 그 원어대로 '인테이크'란 말로 쓰이는 경우가 많다.

어떤 사람이 문제나 요구가 있어 그것을 해결하기 위해 원조를 받을 필요를 느끼고 치료기관에 찾아온다. 이때 도움을 얻기 위해 찾아온 사람에게 그 기관이 속한 담당자가 처음으로 접촉하여 그의 문제와 욕구는 무엇이며, 그것을 그 기관에서 충족할 수 있을 것인가를 결정하는 과정을 가리켜 인테이크라 한다.

나. 인테이크 내용

클라이언트(Client)가 당면한 문제가 무엇이든 그가 찾아온 기관이 그를 원조하는 첫 단계에 있어서 공통적인 내용이 있다.

이러한 내용에 대한 사실을 옳게 탐구함으로서 그의 욕구를 충족시켜 줄 수 있는 것이다. 현재 클라이언트가 말하는 원조의 신청내용이 무엇이며, 어떠한 종류의 문제가 그 성격에 반영되고 있는지를 알아야 할 것이다. 케이스 워크 과정을 구체적으로 고찰해 보면 다음과 같다.

① 문제에 관해서

- 문제의 성격을 명확히
- 문제의 중요성
- 문제의 원인

② 클라이언트에 관해서

- 클라이언트의 노력과 방법
- 클라이언트의 기대와 기관의 원조

③ 기관에 대해서

기관의 기능, 목적, 정책을 설명, 기관의 기능에 따른 문제의 적격 여부(Eligibility), 타기관 의뢰(reference) 여부.

④ 타 기관에 위탁

클라이언트의 문제와 진단에 따라 그 증상을 치료할 수 있는 적절한 기관에 의뢰

다. 인테이크의 방법

① Rapport 성립

우선 처음으로 기관에 찾아온 사람에게 그가 바라는 욕구가 무엇인가 하는 점을 파악하기 위해서는 무엇보다도 먼저 클라이언트와 Rapport(친밀관계)를 성립하는 것이 선결문제일 것이다. 즉 자유롭게 자기 문제를 털어놓게 하는 관계를 조성해야 할 것이다.

인테이크에서 라포가 성립될 수 있다면 그 케이스는 어느 정도 성공했다고 볼 수 있을 것이다.

② 초기저항(initial resistance)

클라이언트는 처음 기관에 찾아왔을 때 가지고 있는 불안, 공포, 긴장, 열등감으로 저항을 나타낼지도 모른다. 초기저항은 워커를 압도할 정도로 많거나, 원조에 필요한 자료를 제공하려 하지 않거나, 그럴듯한 이유를 붙여 약속을 어기는 것 등으로 나타날 수 있다. 그뿐만 아니라 동일시, 부정, 투사 등의 방어기제를 사용하기도 한다. 이러한 초기저항을 빨리 인식하여 배제하는 방법은 기관의 목적을 이야기하거나 워커의 도와주고자 하는 마음을 전달하는 것 등이다.

③ 인테이크시 워커의 태도

㉠ 우월감의 배제

자칫 워커가 클라이언트보다 우위의 입장에 서기 쉽다. 그러한 태도는 결코 친근감을 맺을 수 없다. 워커는 클라이언트에게 심리적 · 정신적으로 굴욕감을 느끼지 않도록 클라이언트의 수준(lavel)에서 시작해야 한다.

㉡ 위협적인 태도 배제

클라이언트의 사회적 · 경제적으로 나타나는 문제 상황에 대해 위협적인 추궁

을 하면 공포감을 느껴 자신이 내방한 의도를 충분히 전하지 못하게 된다. 추궁하기보다는 클라이언트가 문제 상황에 빠진 이유가 정신적 · 육체적으로 병약한 경우인지, 성격적으로 문제가 있는 경우인지, 기회가 주어지지 않은 경우인지를 충분히 확인하여 적절한 방법으로 의욕을 북돋아 주어야 할 것이다.

㉢ 감상적(sentimental) 태도의 지양

워커는 클라이언트와 감상적으로 대립해서도 안 되지만 감상적인 태도도 극히 삼가야 한다. 케이스 워크 관계에 있어서 '친근'이라는 것은 항상 이성과 감성적인 동정에 한계를 둔, 즉 사회화된 혹은 전문적인 우정인 것이다. 그러므로 클라이언트에 대한 동정, 찬성, 반대 등을 그대로 노출해서는 안 된다.

㉣ 이해와 수용

클라이언트가 어떤 비판의 대상이었다고 할지라도 비난하지 말고, 거기에는 반드시 그 나름대로의 이유와 입장이 있을 것이라고 이해함으로써, 그로 하여금 도덕적 책임이나 자책감에서 해방되도록 해야 한다. 그와 같은 이해는 그를 수용하게 될 것이다.

해밀턴(Gordon Hamilton) 여사는 수용이란 다른 사람이 어떠한 경우에 처해 있든 워커의 취향에 맞지 않더라도 어떤 공격심, 적의감, 의존상태, 솔직성 등의 결여를 나타내든 간에 그를 있는 그대로 받아줌을 의미한다고 했다.

(2) 조사(Study)

진단의 기초가 되는 사실을 모집하는 것을 조사라고 한다. 탐지되어야 할 사실은 객관적이거나 주관적 현실의 사실로서의 사건, 성품, 관계, 상태, 반응, 행동 등을 관찰하고 서류상의 검토, 추리에 의해서 얻을 수 있다.[14)]

쉘츠(Schrez)에 의하면 '사실 탐구가 계속됨에 따라서 담당자는 클라이언트의 요구와 욕구와의 관계, 자기 직장이나 학교생활이나 가족들과의 관계, 신체적 · 정신적 상태, 경제적 지위, 현실환경의 적응상태, 현재의 문제에 대한 사고의 적절성 여부, 방어기제, 자아(ego)의 정성 여부, 고정적 혹은 변화적 태도

14) 이명홍 역, '케이스워크', Helen Perlman 저, Social Casework: A Problem-Solving Process, 남사당, 1969, p.102.

여부, 문제에 대처하려는 관심 및 가족에 영향을 주는 문화적 · 사회적 · 경제적 제반 요인, 가족구성원 간의 상호관계 및 행동형 등의 탐구가 필요한 것이다.'라고 했다.[15)]

(3) 진단(Diagnosis)

문제해결을 위한 원조방법을 구하기 위하여 조사에서 획득한 클라이언트의 심리사회적 사실을 분석, 검토하는 과정을 진단과정이라고 한다.

펄만(Helen Perlman)은 문제의 성격과 내용을 알기 위해서, 또한 문제 간의 상호관계, 문제와 문제를 해결하는 수단과의 관계를 생각하기 위해 문제의 여러 부분을 검토하는 정신적인 활동이 진단과정이라고 하였다.

클라이언트에 대한 사실을 정리하고, 개별사회사업 상황의 특별한 전후 관계 중의 사실을 분석, 조직화하여 그것을 기초로 클라이언트가 무엇을 해야 할 것인가 등의 판단을 전문가로서의 워커가 내려야 하는 것이다. 그러므로 진단은 워커 자신의 이론적 지식, 경험, 사회 사업적 철학관, 사회규범, 사고방식 등에 영향을 받게 되는 워커의 판단, 예견, 추론이다.

홀리스(Florence Hollis)는,

'구체적인 문제는 무엇일까?

- 원인은 무엇일까?
- 클라이언트의 상황에서 무엇을 수정할 수가 있을까?
- 어느 정도 수정할 필요가 있을까?
- 어떠한 수단으로 할 수 있을까?
- 그의 상황을 얼마큼 또 무엇을 개선할 수 있을까?
- 그는 무엇이 개선되기를 바라는가?
- 개선을 위한 어느 정도의 동기(Motivation)를 갖고 있는가?'

등과 같은 질문에 대한 회답으로서, 클라이언트가 얼마만큼 개별사회사업을 이용할 능력을 갖고 있는가를 평가하는 활동이라고 했다.

진단의 과정은 워커가 클라이언트를 만나는 처음 순간부터 시작되지만, 초기의 5~6회 면접에서는 조사에 더 힘을 쓰는 것이다. 초기단계인 조사과정에

---

15) Frances H. Schrez,'Intake: Concept & Process', journal of Social CaseworK Vol 33 No.1952, p.235-236.

서 문제해결 즉 치료에 근거가 될 수 있는 가설적인 진단(Working diagnosis)이 형성된다. 그러나 진단은 항상 잠정적인 것이며, 면접의 진행에 따라 클라이언트에 대해 더 자세히 알게 될수록 진단을 보완하거나 수정해 나아가야 하는 것이다. 개별사회사업의 진단은 의료적인 진단과는 달리 사례의 진전에 따라 수시로 변경 · 조절될 수 있다.

홀리스(Florence Hollis)는 진단과정은 그 자체가 능력평가, 역동적 · 원인론적 상호관계의 구성 및 유형화의 3가지 단계로 성립되어 있다고 했다.[16]

가. 능력평가(Assesment)

능력평가에 있어서 워커는 문제의 원인이 어디에 있는가를 이해하기 위해서 여러 가지 사실들을 비교 평가한다. 비교 평가하는 데에는 두 가지 방법이 있는데, 첫째는 치료계획의 수립을 위해 도움이 될 제반 사실들을 조직화하는 체계(System)적인 방법과 둘째는 클라이언트의 곤란한 원인이 되고 있는 요인이 이상적인 것인지 혹은 비전형적인 것인지를 밝히기 위해 사실을 비교측정하기 위한 규준(norms) 적용의 방법이다.

① 제반사실들의 조직화 (Organizing)

㉠ 외부환경적 영역: 주거, 인근환경, 수입, 직업, 교육, 의료시설, 사회적 시설, 가족관계, 사회집단과의 관계 등에 대한 분석

㉡ 내면적 영역: 리비도적 공격적 특성(자기애, 의존, 성숙된 애정관계의 능력, 적의, 공격성, 성적 미성숙, 부모에 대한 고착 혹은 적의), 자아(ego)의 기능, 초자아(Superego)의 기능, 정신적인 병증상 등에 대한 분석, 검토

② 규준(Norms)의 적용

클라이언트의 행동이나 반응의 정상 여부를 가리는 것인데, 워커는 필연적으로 자기의 마음속에 있는 '정상'과 '건전'의 모델을 가지고 클라이언트의 행동을 비교하게 된다. 그러므로 개별사회사업의 모델(Model)은 항상 평균(Average) 반응과 건전(Healthy)이라든가 '이상적'(Ideal) 이라고 생각되는 반응

16) 김만두, '케이스워어크', 강남대학교출판부, 1979, p.222.

과의 중간에 존재한다.

평균형의 규준은 워커의 경험과 개인이나 자기 자신에 대한 관찰로부터 생겨나는 것이고, 건전이라든가 이상적인 형의 규준은 훌륭하게 기능을 수행하고 있는 사람들에 대한 실제적인 관찰과 워커가 우수하다고 믿고 있는 기능수행 양식과의 복합물이다.

규준은 워커의 과학적인 준거 체제와 전문 직업적인 가치관에 의해서도 영향을 받는다. 그러나 개별사회사업에 있어서의 규준은 전문 직업적인 규준을 배제한다. 규준에 포함되는 중요한 개념은 역할기대(Role-expectation)이며, 역할 기능 수행의 정상성(Normalcy) 혹은 타당성을 평가하는 것이 클라이언트의 행동이나 반응의 정상 여부를 분석하는 것이 된다.

(4) 치료(Treatment)

가. 개별 지도론(Case work)

문제 원인에 대한 진단은 치료방법, 치료계획, 치료목표를 제시해 준다. 치료는 문제를 가진 클라이언트가 스스로 자기의 문제를 해결할 수 있도록, 진단 과정에서 제시되는 방법과 수단 및 자원활용을 도와줌으로써, 그로 하여금 보다 나은 사회생활을 영위케 하는 것을 말한다. 치료라는 개입을 하기 위해서는 그에 따른 세부적인 계획들이 정밀하게 세워져야만 효율적인 치료활동을 할 수 있다.

치료계획이란 워커가 클라이언트에게 제공하려는 원조의 종류를 공식화하는 것이다.

치료는 워커가 일방적으로 제공하는 것이 아니고 클라이언트가 자진해서 받아들이고, 자진해서 참가하는 데 크게 좌우되며, 그에 못지않게 워커의 자발적인 참가도 중요하다. 초기면접에서 얻은 모든 사실들이 클라이언트 자신과 그의 문제를 깊이 이해할 수 있는 데 자료가 되듯이, 진단적인 결론은 치료기간 동안에 일종의 배경으로서 치료 수속의 세부에 대해 필요한 결정을 할 수 있게 한다.

클라이언트를 원조하는 가장 좋은 방법에 대해 생각할 때 워커는 우선 치료의 잠정적인 목표를 구상하지 않으면 안 된다.

① 치료목표

개별사회사업에 있어서 그 궁극적인 목표(Ultimate goal)는 항상 클라이언트의 개인적 기능수행(Personal-social functioning)의 개선인 것이다. 클라이언트는 기능수행의 개선이나 자기만족 중에 어느 하나에 관심을 가질지 모르지만, 이 두 가지 종류의 개선은 항상 함께 진전된다. 즉 인간관계의 적응이라는 문제에 대해 궁극적인 목표는 단지 눈앞의 문제나 딜레마의 해결을 찾아내려고 하는 것뿐만 아니라, 클라이언트 생활 내의 인관관계 영역에 있어서 기능수행의 보다 적절한 방법을 습득할 수 있도록 클라이언트를 원조하는 데 있는 것이다.

이와 같은 궁극적인 목표에 도달하는 것을 지향하는 수단으로서, 궁극적 목표에의 도정에 있는 목표를 중간목표라고 한다. 중간목표는 개인적 · 사회적 기능을 개선한다는 궁극적인 목표를 달성하기 위해서 필요하다고 생각하는 내용의 성취를 말한다. 그러므로 중간목표는 궁극적인 목표를 달성하기 위한 세부적이고도 구체적인 개선을 위한 목표이다. 예를 들면 어떤 아동의 건전한 인격 형성을 위하여 원조해야 함은 궁극적 목표이고, 그러기 위해 친구와 협동놀이에 참가케 한다든가 양보심을 길러준다든가 하는 것은 중간목표가 되는 것이다.

해밀턴(Gordon Hamilton) 여사는 케이스 워크에 있어서 치료의 목표는 '사회적 순응과 적응이라는 관점에서 보아 특히 내적 · 외적 힘의 균형을 가질 수 있도록 클라이언트의 기능하는 힘을 안정케 하는 데 있다'[17]고 했다.

특히 워커들은 어떠한 구체적 목표를 향해 치료과정을 밟으려고 시도한다. 즉 치료에서는 자조, 기능의 유지, 변화하는 목표를 확인하고 이들 목표를 달성하기 위해 계획된 절차를 밟는 과정을 갖게 된다.

② 목적

해밀턴 여사는 치료의 목적을 다음과 같이 말하고 있다.

1) 클라이언트의 사회적 좌절 상태를 예방하며

2) 클라이언트의 능력을 유지케 하며

3) 사회적 기능을 회복케 하며

17) Gordon Hamilton, 'Social Casework, 1956. p.237.

4) 생활경험을 보다 만족하고 풍부한 것으로 하게 하며

5) 성장발달을 위한 기회로 창조하며

6) 자기 지향과 사회적 여건을 위한 능력을 배양함에 있다.[18] 고 했다.

나. 집단 지도론(Group Work)

그룹 워크는 19세기 후반에서 20세기 초반에 걸쳐 영국과 미국에서 일어난 인도주의에 입각한 사회개량운동에 기인한 것으로 알려져 있다. 산업혁명으로 인한 새로운 자본주의의 성립과 아울러 그것이 지니는 모순이 나타나게 되는 바, 빈부의 격차, 농촌과 도시 간의 격차, 급격한 도시 유입으로 인한 주택문제, 빈민가 문제, 범죄나 비행의 증가, 부녀나 청소년의 노동문제 등 각종 사회문제가 등장하게 되었다. 이러한 문제를 해결하기 위한 방편으로 기독교 신앙을 토대로 하는 청소년 단체나 세틀멘트(Settlement) 운동을 소집단활동들이 전개되는 가운데 그룹 워크 기술방법이 싹트기 시작한 것이다.

(5) 레크리에이션 참여

레크리에이션 참여 서비스라 함은 클라이언트에게 처방된 여가나 레크리에이션 활동에 참여하게 함으로서 자기표현의 기회를 제공하는 것을 말한다.

이때 치료 레크리에이션 전문가는 그 분야의 전문가나 관리, 책임자, 또는 감독관의 역할을 수행할 수 있다.

결국 전문가의 역할은 클라이언트에게 맞는 적합한 방법을 이용할 수 있도록 지도력을 제공하거나, 정해진 조건이나 방법으로 프로그램을 조직, 계획하고 활동에 참여하여 성장하도록 지지해 주는 것이다. 또한 레크리에이션 치료사는 음악치료사, 작업치료사, 물리치료사, 의료사회사업가, 병동종사자, 간호사, 자원봉사자와도 긴밀한 관계를 유지하면서 임무를 수행하도록 해야 한다.[19]

18) Gordon Hamilton, Lbid, p.239.

19) 박창영 / 김성은, '치료레크레이션 수화 레크리에이션', 일신서적출판사, 1999, p.110-112.

(6) 팀워크 레크리에이션 치료전문가

레크리에이션 치료전문가는 다른 여러 분야의 전문가들과 협조하여 상호보완적인 관계를 유지해 가며 활동하게 된다. 레크리에이션 치료와 관련이 있는 전문가로는 다음과 같은 사람들이 있다.

① 의사: 정신과, 소아과, 재활의학과, 가정의학과 등의 의사
② 간호사: 의사와 같은 치료 과목의 간호사
③ 심리치료사: 환자와의 상담과 진단, 그리고 치료에 관여한다.
④ 사회복지사: 사회사업의 방법으로 환자와 그 가족의 사회적 적응을 돕는다.
⑤ 놀이치료사: 심리치료의 한 형태로서 놀이활동을 통해 환자의 치료를 돕는다.
⑥ 직업재활상담사: 환자들의 직업에 대한 적성을 파악하고 직업훈련이나 직장알선을 담당한다.
⑦ 물리치료사: 주로 신체활동을 위한 운동치료와 기능훈련을 담당한다.
⑧ 작업치료사: 의사의 처방에 따라 작업능력을 향상시키기 위한 환자의 정신적 · 신체적 활동을 돕는다.
⑨ 음악치료사: 환자의 치료에 주로 음악을 매체로 하며 정신과 치료에 투입된다.
⑩ 미술치료사: 비언어적인 미술을 매체로 하여 환자의 자아인식과 인간상호작용의 증진을 돕는다.
⑪ 무용치료사: 비언어적 무용활동으로 개인, 집단의 정신적 · 신체적 회복을 돕는다.
⑫ 운동처방사: 체력측정을 통하여 적절한 운동을 하도록 지도한다.
⑬ 언어치료사: 언어훈련을 통하여 사회활동과 적응을 돕는다.
⑭ 목사: 심리적 · 영혼적 상담과 조언을 해준다.
⑮ 스포츠마사지사: 신체적인 피로회복과 근육의 이완을 도와준다.

그 외 여가지도사, 아트풍선치료사, 웃음치료사 등이 있다.
현재 우리나라에서 레크리에이션 치료의 전문가들이 활동하고 있는 분야로는 정신장애인, 자폐성향아동, 뇌졸중환자, 정신지체아, 소아당뇨환자, 화상환자, 노인 등의 레크리에이션 치료가 있다.

그러나 앞으로는 미국 등의 선진국처럼 보다 다양한 활동 영역이 개발되어야 한다. 즉 특수 캠프지도자, 레크리에이션 치료 감독관, 관리책임자, 특수기술자 등의 정식 전문지도자나 겸직지도자 또는 보조 지도자로서 병원, 교도소, 사회복지시설, 양로원, 보건소, 대학교 등과 미세먼지치료를 위해 할 일이 많다.

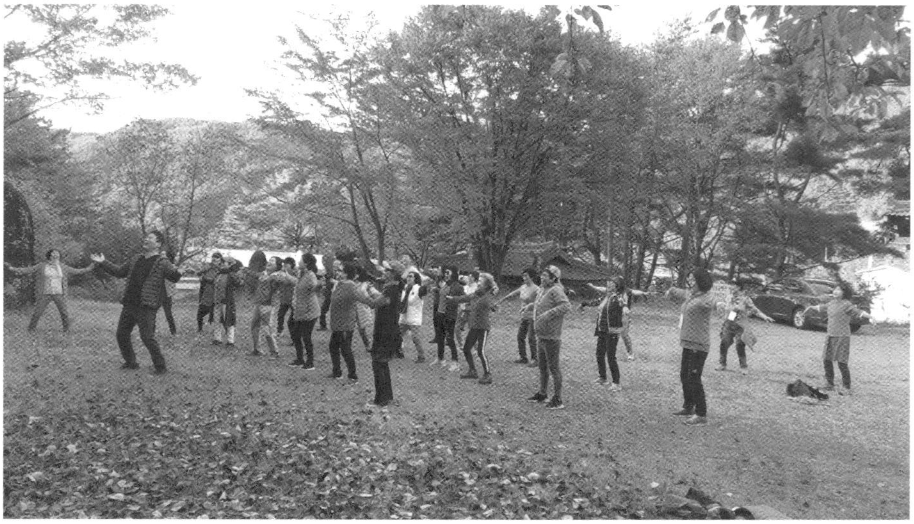

2절 레크리에이션 치료활동

1) 게임

분위기조성게임	물속게임
관람게임	박수게임
짝게임	유머퀴즈게임
팀대항게임	매직게임
야외게임	기네스북게임
모두게임	실전 레크리에이션

2) 분위기조성게임

환영인사

- 리더가 오른손을 들면 참가자들이 박수를 치게 하고, 왼손을 들면 벌떡 일어나 박수와 함께 함성이 터져 나오도록 하는데 이때 리더는 '안녕하세요? 가장 한국적인 남자! 그래서 가장 세계적인 남자! 한광일입니다. 이렇게 열렬히 환영하여 주셔서 감사합니다. 지금부터 1시간 반 동안 즐거운 레크리에이션을 진행하겠습니다.'라고 인사를 하면 된다.
- '지금부터 여러분의 뜨거운 열기와 지지 속에… 축제를 시작하겠습니다.'라고 개회선언을 해도 좋다. 바로 이어서 다함께 일어서서 어깨동무를 하겠습니다. 다같이 아리랑 목동을 합창하겠습니다.'라고 해도 된다. '지금부터 여러분의 뜨거운 열기속에------축제를 시작하겠습니다.'라고 개회선언을 해도 좋다.

노래하며 안마하며

- 먼저 간단한 스트레칭으로 양손을 손가락으로 끼게 하여 손목과 손가락을 돌려 근육을 풀어주고, 그 다음에는 양팔을 뒤로 길게 펴서 기지개를 하게 한다.
- 그리고 오른쪽으로 전체가 돌아서 앉게 한 다음 빠른 노래를 하며 안마를

하게 한다. 안마는 오른쪽, 왼쪽, 앞사람 두드리기, 주무르기, 꼬집기, 허리 만지기, 간지럼태우기 등을 즐겁게 하도록 주문한다.

- 이와 같은 동작들이 익숙해지면 이번에는 리더의 '하나, 둘, 셋, 넷 등'의 구령에 따라 아래와 같이 활동을 하게 한다(이 때에는 빠른 박자의 노래를 부르며 한다).

하나 - 오른쪽 사람의 어깨를 안마한다.

둘 - 왼쪽 사람의 어깨를 안마한다.

셋 - 엉덩이를 위로 2회 들썩거리며 손뼉을 친다.

넷 - 옆사람 간지럼태우기를 한다.

다섯 - 일어서서 디스코를 춘다.

여섯 - 손잡고 오른쪽으로 8스텝 간다.

일곱 - 손잡고 왼쪽으로 8스텝 간다.

여덟 - 손을 위로 잡고 가운데로 모인다(8스텝).
(아니면 서로의 어깨를 잡은 상태에서 오른 다리를 위로 찬다)

아홉 - 손을 아래로 내리면서 뒤로 간다(8스텝).
(아니면 서로의 어깨를 잡은 상태에서 왼 다리를 위로 찬다)

열 - 옆사람의 배꼽을 찔러준다.

열하나 - 하는 동작을 멈춘다.

* 하나에서 다섯까지는 앉아서 할 때 적당하고 여섯부터 열하나까지는 큰 공간에서 일어서서 하면 재미있게 진행할 수 있다.

노래하며 손뼉치기 하나둘셋

- 리더는 참가자들과 사전에 약속을 한다. 노래하며 옆 사람과 오른손으로 손뼉을 치던 중, 리더가 '하나' 하면 오른손으로 자기 손뼉을 한번, 오른쪽 친구의 왼쪽 손을 한 번씩 치도록 한다. '둘' 하면 두 번씩 짝짝, '셋' 하면 짝짝짝 치도록 한다.
- 리더는 한 번, 세 번, 세 번, 두 번 등 자주 바꿔주도록 한다.

노래하며 반대 동작

- 다 함께 노래하는 도중, 리더가 어떤 율동을 하게 되면 참가자들은 반대로

따라 해야 한다. 즉 노래에 맞추어 리더가 손을 올리면, 반대로 손을 내리는 동작을 하면 된다. 이외 상하 좌우 동작 등 양손으로 하면 재미있다.

LOVE

- 노래 박자에 맞춰 양 손가락으로 동시에 L자 모양, O자 모양, V자 모양, E자 모양을 만든다.
- 또한 일어서서 두 팔로 하면 운동도 되고 재미있다. 이 게임은 식후에 나른하고 졸릴 때 하면 효과적이다.

◑ 노래 – 4박자 노래는 가능(짝사랑)

L 동작은 오른팔 – 평형, 왼팔 – 위로

O 동작은 오른팔 왼팔을 동그랗게 잡는다.

V 동작은 오른팔 왼팔 위로 향하여 V자로 한다.

E 동작은 오른팔–구부리고, 왼팔 – 평형

노래하며 치면서 문지르기

- 왼손으로 가볍게 주먹을 쥐어 자기의 왼쪽 어깨를 쳐주고 오른손은 납작하게 펴서 자기의 배를 상하로 문지른다. 이러한 두 가지의 동작을 동시에, 노래에 맞춰서 하면 무척 재미있다. 리더는 노래하는 중간에 '손 바꿔'나 '헤이'로 신호를 하여 동시에 손동작을 바꾸도록 주문한다.

함정노래

가사가 반복되는 노래를 선정하여 반복되는 가사는 빼고 노래하는 게임이다.

아버지는 나귀 타고 장에 가시고

산 위에서 부는 바람 시원한 바람

아름다운 노래 정든 그 노래가

토요일 밤 토요일 밤에 나 그대를 만나리

따라 비벼 발라 세워

- 리더가 헤어크림 병을 들어 따르는 동작을 한다. 즉 왼 손바닥의 안쪽이 하

늘로 향하게 하고, 오른손 엄지는 따르는 동작을 취한다. 그 다음 양 손바닥끼리 비비는 동작을 하고, 양손을 머리에 대고 바르는 동작이다.

- 참가자들은 리더가 말한 대로 그 말과 행동을 따라서 해야 한다. 요령은 리더가 '따라, 비벼, 발라'의 순서를 바꿔가면서 동작과 말을 다르게 한다.
  예) '따라, 비벼, 발라'에서 사회자는 말로 '비벼' 하면서 '바르는' 동작을 취한다. 그러면 참가자들은 '비비는' 동작을 해야 하는데, 대부분 '바르는' 동작을 취하고 만다.
- 이 게임은 말과 행동이 틀리도록 유도하는 활동으로 매우 재미있다.
- 위 세 가지 행동이 숙달되면 '세워'(양손을 머리 위로 세우는 모습)를 넣어 4가지 주문을 해본다. 그러면 더욱 혼동되어 재미있다.

큰 빵 작은 빵, 긴 떡 짧은 떡

- 리더가 양손으로, 좌우로 넓게 벌렸다가 다시 가운데로 좁히며, 동시에 '큰 빵 작은 빵'이라고 크게 말한다. 그리고 다시 양손을 상하로 크게 벌리고 좁혀 '긴 떡 짧은 떡'이라고 크게 말한다. 이때 참가자들로 하여금 리더의 말과 행동을 따라서 하도록 연습을 시킨다.
- 이번에는 리더가 한 말과 행동에 대하여 반대 말과 동작을 하도록 한다. 즉 리더가 동작과 함께 '큰 빵 작은 빵'이라고 하면 참가자들은 이어서 동작과 함께 '작은 빵 큰 빵'이라고 하도록 한다.
- 차츰 익숙해지면, 빠르게 하면서 복잡하게 섞어서 진행을 한다. 이렇게 하면 대부분의 참가자들은 말과 양손을 얼버무려 자연스레 폭소가 터지고 만다.
- 참가자들은 항상 리더의 말과 행동에 반드시 반대로 해야 한다.

* 예) 큰 빵 → 작은 빵
작은 빵 → 큰 빵
큰 빵 작은 빵 → 작은 빵 큰 빵
긴 떡 짧은 떡 → 짧은 떡 긴 떡
긴 떡 큰 빵 → 짧은 떡 작은 빵
큰 빵 작은 빵 긴 떡 짧은 떡 → 작은 빵 큰 빵 짧은 떡 긴 떡
짧은 떡 큰 빵 긴 떡 큰 빵 작은 빵 → 긴 떡 작은 빵 짧은 떡 작은 빵 큰 빵

가라사대

- 이 게임은 널리 알려진 것으로 누구나 손쉽게 진행할 수 있다. 리더가 '가라사대' 하면서 어떤 행동을 하면, 참가자들이 그 행동을 따라서 하고, '가라사대'라는 말을 하지 않고 어떤 행동을 할 때는 따라하지 않는 것이다.
- 참가자들이 틀리도록 유도하려면, 리더는 자연스럽게 말과 행동을 유연하게 연결하여 진행하면 된다.

예) '가라사대 두 팔을 번쩍 들었습니다'(1초 지나서) '자! 다같이 박수 2번' 하면 대부분 박수를 치고마는 것이다. 그리고 '반짝반짝', '뒤로 기기개를' 해도 대부분 틀리고 만다.

3) 관람게임

훌라후프 으뜸이

• **준비물** – 훌라후프 10개, 상품

- 훌라후프 돌리기에 자신 있는 사람은 누구든지 나와서 할 수 있는 게임으로 가장 많이 돌리는 사람이 승리하게 된다.
- 이번에는 훌라후프 2개를 분해하여 크게 1개로 연결하여 시합을 해본다. 요령은 히프를 천천히 크게 돌려주면 된다. 이것을 실제로 해보면 아주 멋진 장면이 연출된다.

제기차기 으뜸이

• **준비물** – 제기 6개, 상품

- 제기차기에 자신 있는 사람은 누구든지 나와서 할 수 있다. 이 게임은 제기를 가장 많이 차는 사람이 으뜸이 되는 것이다. 1~2회 정도 연습을 하게 하고 실제로 시합을 할 때는 3번의 기회를 주어 3번 동안 찬 수를 합산하여 승자를 뽑는다.

풍선폭탄

• **준비물** – 풍선 30개

- 풍선 불어 터트리기에 자신 있는 5사람을 앞으로 나오게 하여 풍선을 나누

어 준다. 그리하여 아래와 같이 여러 가지로 게임을 연출하여 본다.

◎ 풍선 빨리 불어 터트리기

◎ 풍선 불어 묶지 않고 멀리 날리기

◎ 풍선 빨리 불어 묶고서 엉덩이로 눌러 터트리기

◎ 풍선 빨리 불어 묶고서 턱으로 터트리기 등

◎ 풍선 빨리 불어 발목에 묶고서 터트리기

◎ 풍선 빨리 불어 이성과 안아 터트리기

(리더가 중앙에서 풍선 던질 때 서로 앞으로 뛰어가며)

얼음 빨리녹이기

• **준비물** – 조각얼음 10개

– 이 게임은 여름에 적합한 활동으로 리더는 조각얼음을 냉장고나 보온병(야외일 경우)에 보관하여 둔다.

– 얼음 빨리 녹이기에 자신 있는 사람 5명 정도 앞으로 나오게 하여 조각얼음을 하나씩 나눠준다. 이 얼음을 이마나 얼굴에 문질러 녹이든지 아니면 배, 종아리, 손바닥 등에 문질러 녹이든지 이것은 자유롭게 할 수 있다.

– 어떻게 해서든지 빨리 녹이는 사람이 승리하게 되는 것이다.

솜 떨어뜨리기

• **준비물** – 솜, 디스코 음악

– 리더는 각 팀에서 한 사람씩 앞으로 나오게 하여 조각난 솜을 옷에 5개씩 붙여준다. 그리고 디스코 음악에 맞추어 춤을 추어 빨리 솜을 떨어뜨리도록 한다.

4) 짝게임

훌랄라 가위바위보

① 훌랄라랄라의 노래에 맞추어 2명이 짝이 되어 양손으로 무릎 1번 자기 손뼉 1번, 짝과 오른손끼리 1번, 왼손끼리 1번 손뼉치기를 한다.

② 자기 손뼉 2번치고 자기 손깍지 끼고 뒤로 뒤집혀 짝과 부딪치기

③ 왼손끼리 잡고 오른손으로 가위바위보 승부내기

- 노래와 손뼉을 치고 가위바위보를 하여 이긴 사람은 진 사람의 이마에 꿀밤을 하나씩 주는 게임이다.
- 이외 리더의 주문에 따라 다양한 벌칙을 줄 수도 있다.

고향의 봄 가위바위보

① 무릎 1번 손뼉 1번 짝과 오른손 손뼉 1번 왼손 손뼉 1번 치기

② 가위바위보 승부내고 빨리 꿀밤주기

- 고향의 봄의 노래에 맞추어 박수치며 가위바위보를 하는 게임으로 이기더라도 빠른 순발력이 있어야 꿀밤을 줄 수 있다.
- 꿀밤을 늦게 주면 손뼉박자가 맞지 않게 된다. 익숙해지면 노래를 빠르게 부르면서 하면 더욱 재미있다.

＊ 이 게임은 4/4 박자 노래이면 다 가능하다.

도깨비 잡는 가위바위보

- '고기를 잡으러 바다로 갈까요…'라는 노래를 '도깨비 잡으러…'란 노래로 개사한 곡으로 율동과 가위바위보를 하는 게임이다.

＊ 노래

① 도깨비 잡으러 산으로 갈까요

② 도깨비 잡았는데 어떻게 할까요

③ 비빌까 밟을까 해딩으로 하자

④ 랄랄랄라 랄랄랄라 가위바위보

＊ 율 동

① 도깨비 – 양손 주먹을 관자놀이에 대고 검지만 세운다.
잡으러 – 양팔을 가슴에 x자로 댄다.
산으로 – 양손을 머리 위로 하여 산 모양을 한다.
갈까요 – 제자리에 서서 걸어가는 몸짓을 한다.

② 도깨비 – 위와 같이
잡았는데 – 오른손으로 물음(question) 마크를 크게 그린다.

할까요 – 점을 찍어준다(점찍는 대신 옆 사람 배꼽을 찔러주면 더욱 재미있다).

③ 비빌까 – 왼손은 아래, 오른손은 위로하여 비빈다.
밟을까 – 춤을 추며 발로 비비는 몸짓을 한다.
해딩으로 하자 – 이마로 박치기하는 행위를 한다.

④ 랄랄랄라 랄랄랄라 – 노래박자에 맞춰 연속 손뼉치기
가위바위보 – 가위바위보로 승부를 낸다. 그리고 승부에 따라 리더가 아래와 같이 명령한 대로 이것을 해야 한다

♡ 이긴 사람에게 안마하여 주기
♡ 이긴 사람에게 아이스크림 사주기
♡ 진 사람 포옹하여 주기
♡ 집어! 놔!(명함, 종이, 손수건 등) 이긴 사람이 물건을 손바닥에 들고 있다가 리더의 구령에 따라 '집어!' 하면 진 사람은 잽싸게 집어야 하고 '놔!' 하면 놔야 하는 게임이다.
♡ '보리밥! 쌀밥!' 하기(진사람이 양손을 모아 주머니를 만든다)
♡ 진 사람 팔뚝 때리기
♡ 진 사람은 양손 꽈배기하고, 이긴 사람은 '엄지, 검지, 약지 손가락 움직여봐!' 등의 명령을 한다(손놀림이 잘되지 않는다).
♡ 진 사람 겨드랑이 간지럼 태우기
♡ 진 사람 꿀밤주기
♡ 진 사람은 '상감마마' 하고 이긴 사람은 '오냐! 내시야.'를 한다.
♡ 마지막으로 할 때는 반대로 진 사람이 소원 한 가지 들어주기

온몸에 사랑이

• 준비물 – 사과, 배

– 남녀 1쌍이 서로 가까이 마주 보고 붙어 서 있는다. 이때 리더는 1쌍의 이마에 사과를 끼워준다. 사과를 땅에 떨어뜨리지 않고 이마 → 코 → 입 → 목 → 가슴 → 허리까지 옮긴다.
– 여러 커플을 동시에 시켜보아 가장 빨리 옮긴 커플이 승리하게 된다.

커플업고 달리기(안고)

– 남자는 자기 짝을 등에 업고 목표물을 빨리 돌아오는 게임이다.

물풍선 던지고 받기

• **준비물** – 물풍선 10개

– 풍선에 물을 넣어 묶어 던지고 받기를 하는데, 어느 짝이 가장 멀리 주고받는지를 가른다.

사랑폭발

• **준비물** – 적당히 불어놓은 풍선 10개

– 5쌍 정도 앞으로 나오게 하여 적당히 불어놓은 풍선을 서로의 가슴에 대고 열렬하게 껴안아 빨리 터트리는 게임이다.

– 풍선을 너무 크게 불면 쉽게 터지고 이와 반대로 너무 작게 불면 터지지 않으므로, 리더는 적당히 불어놓아야 한다.

* 리더가 중앙에 풍선을 던져놓고 각 커플이 뛰어와 손 안 대고 터트리는 방법도 재미있다.

사랑의 징검다리

• **준비물** – 켄트지 10장(1/2로 나누면 20장), 목각 20개

– 5쌍 정도 출발선 상에 나오게 하여 종이징검다리를 밟고 목표물을 빨리 돌아오는 게임으로서 남자는 징검다리를 놓아주고 여자는 밟고 가는 게임이다.

– 남자는 스릴 있게 나무 목각으로 하며, 이때는 여자가 징검다리를 놓아준다.

위로 아래로 꽝 !

– 2사람이 주먹을 쥐고 서로 하나씩 엇갈리게 4층으로 쌓아 올린다. 그리고 리더의 구령에 따라 '위로', '올려', 'UP' 하면 맨 아래에 있는 주먹을 맨 위로 올리고, '내려', '아래로', 'Down' 등을 하다가 갑자기 '꽝' 한다.

– 리더의 '꽝' 하는 구령이 나오면 맨 아래에 있는 주먹이 맨 위의 주먹을 칠 수 있는 게임이다.

지뢰밭의 사랑구출작전

• **준비물** – 빈깡통 10개, 풍선 20개, 계란 5개, 눈가리개 5개

- 남자는 눈을 가리고 여자는 소리를 낸다. 남자는 그 소리를 듣고 지뢰를 밟지 않고 목표물을 빨리 돌아오는 게임이다.
- 리더는 지뢰용으로 풍선 20개, 계란 5개, 빈깡통 10개 정도를 바닥에 깔아 놓는다.
- 만약 남자가 지뢰를 밟아 터트리거나 넘어뜨리면 탈락이다. 그러니까 여자는 '앞으로 옆으로' 등을 하여 잘 인도해야 한다.

상하좌우 손뼉치기

- 커플끼리 서로 마주 앉아 노래를 부르면서 손뼉을 치는 게임이다. 남자는 상하로, 여자는 좌우로 번갈아 가며 연속으로 치는데, 서로 부딪치지 않게 박자에 맞춰 잘 쳐야 한다.
- 리더는 중간에 '바꿔'를 자주하여 서로의 박수 방향에 혼란을 준다. 그러면 대부분의 참가자들이 혼란되어 서로의 손을 치고 만다.
- 매우 재미있는 게임으로 '바꿔'를 '헤이'로 해도 된다.

5) 팀대항게임

촛불들고 달리기

• **준비물** – 양초 10개, 성냥

- 각 팀별로 1명씩 출발선 상에 나와 불 붙은 양초를 들고 목표물을 빨리 돌아오는 게임으로 계속 자기 팀에게 양초를 전달하여 가장 빨리 끝낸 팀이 승리하게 된다.
- 만약 촛불이 꺼지면 다시 출발선 상으로 와서 불을 붙이고 출발한다. 촛불이 꺼지지 않도록 손바닥으로 가려도 된다.

소지품 만리장성

• **준비물** – 각 팀의 소지품

- 각 팀별로 인원수를 맞추어 소지품을 길게 늘어뜨리기를 하는 것으로 가장

길게 한 팀이 승리하게 된다.

- 가지고 있는 일반적인 소지품은 물론 신발, 양말, 허리띠 등을 사용할 수 있고 수단과 방법을 가리지 않는 사람들은 바지도 벗는데, 이것은 자유이다. 이 게임은 우리들의 눈을 매우 즐겁게 해준다.

팀 줄넘기

• **준비물** – 줄넘기(길이 10미터)

- 팀 전체가 줄넘기를 하는 것으로 가장 많이 하는 팀이 승리하게 된다. 실수가 있을 수 있기 때문에 2~3번 정도 연습을 하게 한다. 그리고 실제로 할 때는 2번의 기회를 주어 합한 수를 계산하여 승자를 가린다.
- 2종류로 줄넘기 시합을 하는데, 전체가 한꺼번에 하는 줄넘기와 그리고 1팀에 10사람이면 1사람씩 차례대로 들어가, 열 사람이 다 찰 때부터 그 수를 인정하는 줄넘기가 있다.

딱지 뒤집기

• **준비물** – 앞 뒤 색깔이 구별되는 모노륨 조각 50개(가로 8㎝ 세로 8㎝)

- 각 팀별로 5명씩 선발하여 2팀씩 리그전을 해본다. 리더는 바닥에 딱지 50개를 앞 뒤 비율이 비슷하게 깔아놓아 앞부분 딱지는 A팀, 뒷부분 딱지는 B팀으로 나누어 서로 딱지를 더 많이 뒤집은 팀이 승리하게 한다.
- 게임 시간은 30초로 정한다. 1초 사이라도 몇 개씩을 뒤집을 수 있으므로 리더는 시간을 정확하게 지키도록 한다.

병 굴리기

• **준비물** – 콜라병 5개, 막대기 5개(80㎝)

- 각 팀에서 1사람씩 나와 막대기로 바닥에 눕힌 병을 굴려 목표물을 빨리 돌아오는 게임으로 계속 자기 팀에게 전달하여 가장 빨리 끝나는 팀이 승리하게 된다.

링 던져 걸기

• **준비물** – 링, 링걸이 4개

– 2m 전방에 링걸이를 세워놓고 링을 던져 많이 거는 팀이 승리하게 되는 것이다.

불러라

• **준비물** – 기타

– 팀별로 '노래 불러라'의 노래에 맞추어 게임을 하는 것으로 리더가 임의의 술래 A팀을 정하여 '울어라'라고 한다.

– 그러면 이때 A팀을 제외한 모든 팀들은 '불러라'의 노래를 '울어라'로 가사를 바꾸어 불러준다. 즉 '울어라 울어라 엉엉울어라….'라고 노래를 불러주고 A팀은 실제로 우는 표정과 몸짓을 해야 한다.

– '울어라'의 노래가 끝나면 A팀의 팀장은 다른 팀을 손짓으로 '울어라', '돌아라', '맞아라', '양말 벗어라' 등의 말을 하나씩만 만들어 지적하면 된다.

– 계속 이와 같은 식으로 지적당한 팀이 동작을 취하고 또 다른 팀을 지적하는 방법으로 하면 된다.

개미떼 풍선터트리기

• **준비물** – 풍선 50개, 실, 분필

– 각 팀에서 5명씩 출전하여, 전체 선수들은 리더가 미리 그려 놓은 원안에서 자기 왼쪽 발목에 풍선을 실로 묶고 다른 팀의 풍선을 발로 밟아 터트리는 게임이다.

– 게임 도중에 자기 풍선이 터지면 탈락이고, 마지막까지 남은 사람의 수가 가장 많은 팀이 승리하는 것이다.

지구는 초만원

• **준비물** – 신문지 10장

– 바닥에 깔아놓은 신문지 위에 각 팀들이 서야 되는 것으로, 필히 신문지 안에 팀 전체가 들어가야 한다.

– 계속 접으며 서야 하는데, 가장 작게 접은 신문지 위에 서 있는 팀이 승리하

게 된다. 이때 발이 나가면 탈락이고 서로 업어주는 것은 상관없다.

사선을 넘어

• **준비물** – 긴 장대, 줄자

– 어깨를 뒤로하고 사선(높이뛰기장대)을 통과하는 게임으로, 통과하는 도중 긴 장대를 떨어뜨리거나 자신이 없어 무릎을 굽혀서 통과하면 실격이다.

– 만약 통과하면 계속적으로 높이를 낮춰 도전을 해보는 것도 재미있다.

– 음악을 틀어주거나 아니면 참가자들이 노래하면서 통과한다.

제스처 릴레이

• **준비물** – 속담이나 노래 제목이 적혀있는 카드 5장

– 1팀씩 앞으로 나오게 하여 종대로 서게 한다. 리더는 속담이 쓰여 있는 카드를 맨 앞에 서 있는 사람에게만 보여주고 이것을 본 첫 주자는 입으로는 말하지 않고 몸과 표정으로만 제스처를 하여 뒤로 전달한다.

– 이와 같이 계속하여 맨 마지막 사람은, 이 제스처가 뜻하는 속담을 리더와 전체 참가자들에게 큰 소리로 말한다.

* 예) 낫놓고 기억자도 모른다.
까마귀 날자 배떨어진다.
지렁이도 밟으면 꿈틀거린다.
바늘도둑이 소도둑 된다.

꼬리뽑기

• **준비물** – 손수건, 풍선

– 자기 팀끼리 종대로 앞사람의 허리를 잡아 기차를 만든다. 그리고 맨 마지막 사람의 허리에 풍선을 묶어놓고 팀끼리 서로 대항하여 먼저 터트리는 팀이 승리한다. 이때 대항하다가 기차의 허리가 무너지면 안 된다.

– 풍선 대신 손수건을 사용하여 꼬리뽑기를 해도 재미있다.

바운딩 골인

• **준비물** – 농구공이나 배구공 4개, 큰 바구니 4개

- 2~3미터의 전방에 큰 바구니를 놓고 공을 땅에 1번 튀겨 바구니에 넣는 게임이다.

고무줄 나르기

• **준비물** – 성냥 2통, 작은 고무줄 20개

- 각 팀별로 모두 성냥개비를 입에 물고 횡대로 서서, 고무줄을 성냥개비로 우측에서 좌측으로 나르는데 가장 빨리 나르는 팀이 승리하게 된다. 이때 손을 사용하면 안 된다.
- 팀마다 고무줄을 5개씩 지급하여 1개씩 연속적으로 나르도록 한다.

팀 피라미드

- 신체를 이용하여 파라미드를 만드는 것으로서, 모양은 창의성을 중시하여 각 팀 나름대로 만들 수 있도록 한다. 그리고 팀장에게 피라미드에 대한 설명을 듣는다.

황소싸움

• **준비물** – 수도물 호스나 밧줄(7~8미터)

- 두 사람이 원으로 된 밧줄을 허리에 걸고 서로 반대 방향으로 돌아선다.
- 그리고 리더의 신호에 따라 앞에 있는 탁자 위의 풍선으로 다가가 풍선을 빨리 터트리는 게임이다.
- 풍선이 날아가 버릴 경우가 있으니 탁자 위에 테이프를 붙여 놓는다.

6) 야외게임

경보

• **준비물** – 바톤 4개

- 각 팀에서 2명씩 경보 달리기에 자신 있는 사람을 나오게 하여 운동장을 200미터 정도 돌게 한다.
- 주의할 점은 경보는 무릎을 굽혀 달리는 일과 뒤꿈치가 보여서는 안 된다는 것이다. 400미터 계주를 해도 재미있고, 전체가 마라톤처럼 한꺼번에 경쟁

해도 재미있다.

빙글 빙글

- 코끼리 코 잡고 5바퀴 돈 다음, 달려가 목표물을 돌아오는 게임으로 가장 빨리 돌아오는 팀이 승리하게 된다.
- 그런데 5바퀴 정도 돌고 나면 어지러워 똑바로 달릴 수가 없고 엉뚱한 곳으로 가게 되는데, 이 게임도 우리들의 눈을 매우 즐겁게 해준다.

종이기차

• **준비물** – 신문지 8장

- 신문지에 두 사람의 머리가 들어갈 수 있도록 2개의 구멍을 뚫는다.
- 그리하여 각 팀에서 출전한 2명의 선수가 신문지 구멍에 머리를 끼우고 달리기를 하는데, 가장 빨리 목표물을 돌아오는 팀이 승리하는 것이다.

둘이 하나되어

• **준비물** – 끈 10개

- 2사람이 1조가 되어 끈으로 안쪽 발목을 묶고 목표물을 달려가 돌아오는 시합으로 계속 자기 팀에게 릴레이하여 가장 빨리 끝나는 팀이 승리하게 된다.

우리 모두 하나 되어(20인 21각)

• **준비물** – 긴 끈 4개

- 각 팀은 횡대로 줄지어 서서 자기팀의 발목을 묶고 또한 서로 팔짱을 끼고서 달려가 목표물을 돌아오는데, 가장 빨리 돌아오는 팀이 승리하게 되는 것이다.

오리발 신고 달리기

• **준비물** – 오리발 4개

- 오리발을 신고 목표물을 돌아오는 게임으로, 계속 자기 팀에게 전달하여 가장 빨리 끝나는 팀이 승리하게 되는 것이다.

드리볼 달리기

• **준비물** – 배구공 2개

– 2팀으로 나누어 한 사람씩 공을 드리볼하여 달려가 목표물을 빨리 돌아오는 게임이다.

나도 캥거루다!

• **준비물** – 포대 4개

– 포대 속으로 들어가 캥거루처럼 뛰어서 달려가 목표물을 빨리 돌아오는 게임이다.

럭비공 차며 달리기

• **준비물** – 럭비공 2개

– 럭비공을 차면서 달려가 목표물을 빨리 돌아오는 게임이다.

– 다른 방법으로는 2인 1조로 하여 안쪽 다리를 묶고 하면 더욱 재미있다.

게걸음 달리기

– 각 팀끼리 5~6명 정도 서로 등지어 팔을 뒤로 끼고 달려가 목표물을 빨리 돌아오는 게임이다.

수영복 입고 달리기

• **준비물** – 남자 수영복 4개

– 이 게임은 여자들이 하면 더욱 재미있는 것으로, 여자들이 남자 수영복을 입고 달려가 목표물을 돌아오는데, 계속 자기 팀에게 수영복을 전달하여 가장 빨리 끝나는 팀이 승리하게 된다.

– 이 게임은 우리들의 시각을 매우 즐겁게 해준다.

보물찾기

• **준비물** – 보물(상품), 보물 내용이 쓰여 있는 종이 30장

– 리더는 보물을 숨기기 위한 적당한 산이나 들판을 이용하되, 위험하지 않고 자연경관이 빼어난 곳을 택하여 진행한다.

- 나무줄기나 바위 밑에 잘 숨겨두고, 제한된 시간과 지역의 범위를 사전에 잘 알려주고 진행을 한다.

무릎에 공끼고 달리기

• 준비물 – 배구공 2개

- 다리 사이에 배구공을 끼고 달려가 목표물을 돌아오는데, 자기 팀에게 계속 전달하여 가장 빨리 끝나는 팀이 승리하게 되는 것이다.

바쁜 물장수

• 준비물 – 세수 대야 4개, 큰 물통 4개, 많은 물

- 전방 20미터 정도의 거리에 놓여있는 큰 물통 속에 물을 가득 부어 놓고, 각 팀 1명씩 세숫대야를 들고 뛰어가 물통 속에서 물을 떠다가, 출발선 상에 놓여있는 각 팀의 물통 속에 채워 넣는다.
- 가장 많이 넣은 팀이 승리하는데, 물을 나를 때는 가슴 앞으로 들지 않고 필히 머리 위에 이고 달려야 한다.
- 그런데 시합을 해보면 물을 많이 퍼서 오지만 달릴 때 머리나 옷에 흘려 남는 것은 별로 없다. 그렇지만 아주 스릴 있고 재미있는 활동이다.

담요 배구

• 준비물 – 배구 네트, 애드벌룬(공기주입), 담요 2장

- 각 6명씩 청팀과 백팀으로 나누어 시합을 하는데, 애드벌룬 공을 손으로 하지 않고 담요로 받거나 넘긴다. 이것을 받지 못할 때는 상대방에게 1점씩 가산하여 주는 게임이다.
- 예를 든다면 청팀이 서브를 하였을 때, 백팀이 받았을 경우 다시 백팀이 청팀으로 공을 넘길 수 있다.
- 이렇게 계속 주고받는데, 상대방의 구석에 던지도록 한다.
- 서브는 각 팀에 10개씩을 번갈아 가며 주고받는다.

바구니 농구

• 준비물 – 큰 바구니 2개, 농구공 1개

- 청팀과 백팀으로 나누어 양 팀에서 가장 키 큰 사람에게 바구니를 머리 위로 들게 한다.
- 그리고 서로 상대방의 바구니에 공을 넣는데, 많이 넣은 팀이 승리하게 된다.
- 바구니를 들고 서 있는 사람은 흔들면 안 되고 제자리에 서 있어야 한다.
- 전 후반 15분씩하고 휴식은 10분 정도면 되겠다.

고깔눈으로 공차기

• **준비물** – 고깔 2개(고무줄이 달린), 축구공 2개

- 2팀으로 나누어 고깔을 안경처럼 쓰고 축구공을 차면서 달려가 목표물을 돌아오는데, 이와 같이 자기 팀에게 전달하여 가장 빨리 끝나는 팀이 승리하게 되는 것이다.
- 고깔눈을 쓰게 되면 고깔 구멍이 작아서 공이 잘 보이지 않게 되는데, 이 게임의 요령은 공을 세게 차지 말고 천천히 몰고 가는 것이다.

산넘고 물건너 다리건너

• **준비물** – 배구공 2개

- 청팀과 백팀으로 나누어 각각 종대로 길게 서 있는다. 이때 양 팀은 인원수가 동일해야 한다.
- 공을 머리 위로 하여, 뒷 사람에게 주고, 그 뒷 사람은 다시 자기 무릎 아래로 연결하여 주고, 다시 그 뒷사람은 공을 머리 위로 하여 뒤로 배달해 주는 게임이다. 그리고 맨 마지막 사람이 공을 받아서 앞으로 달려오는 게임으로, 가장 빨리 끝나는 팀이 승리하게 되는 것이다.

풍선 등에 맞대고 달리기

• **준비물** – 풍선 20개

- 2인 1조로 하여, 서로 등을 져서 풍선을 끼고 달려가 목표물을 돌아오는 시합으로, 이와 같이 전달하여 가장 빨리 끝나는 팀이 승리하게 되는 것이다.

자석 릴레이

- 청팀과 백팀으로 나누어 각각 종대로 길게 서 있는다. 이때 양 팀은 인원수

가 동일해야 한다.

- 먼저 맨 앞사람이 13미터 전방에 있는 목표물을 달려가 다시 돌아와 2번째 사람의 손을 잡고 다시 목표물을 돌아온다. 이때 2사람은 손을 놓지 않고 3번째 사람의 손을 잡고 다시 달려가 목표물을 돌아온다.
- 이렇게 하여 전체가 다 돌아올 때까지 하는데, 빨리 끝나는 팀이 승리하게 되는 것이다. 달리는 도중 자기 팀의 손을 놓으면 안 되고 손을 꼭 잡고 달려야 한다.
- 가능하면 남녀 혼성으로 하고 맨 앞사람은 달리기에 자신 있는 남자로 선정하면 효과적이다.

물풍선 야구

• **준비물** – 물풍선 20개, 못이 박힌 방망이

- 2팀으로 나누어 청팀은 투수와 포수를 하고, 백팀은 못이 박힌 방망이로 치는 타자가 되어 시합을 한다.
- 정식으로 하는 야구처럼 1루에 진출하지 않으며, 방망이로 터뜨리면 1점이고 스트라이크와 볼은 리더가 판정한다.

쟁반들고 달리기

• **준비물** – 쟁반 4개, 병 8개, 잔 4개

- 팀 대항 게임으로 쟁반 위에 병과 잔을 올려 오른손 바닥으로 웨이터처럼 들고 목표물을 빨리 돌아오는 게임이다.
- 만약 달리다가 떨어지면 그 자리에서 다시 올려세우고 다시 달린다.
- 병과 잔은 잘 깨어지지 않는 콜라병이나 플라스틱 잔이면 안전하다.

풍선꼬리 밟기

• **준비물** – 풍선 20개

- 풍선을 실에 달아 발목에 묶고 서로 터뜨리기를 하는데, 1대 1로 해도 되고, 전체가 동시에 시합을 해도 재미있다.
- 최종적으로 자기 풍선을 터뜨리지 않고 남기는 사람이 승자가 된다.

줄다리기

• **준비물** – 두꺼운 밧줄 20미터

– 양 팀이 두꺼운 밧줄을 서로 당겨 중앙선에서 30미터 정도 당기면 승리하는 것이다. 이때 양 팀 대표가 나와 응원이나 '영차' 등의 구령을 해주면 효과적이다.

7) 모두게임

마치마스게임

• **준비물** – 행진곡 CD, 음향시설

이러한 활동은 적당한 크기의 공간이 필요하며 인원수는 40~120명 정도가 알맞다. 각 게임, 축제, 운동회, 캠프파이어, 기타 행사 등에서 행사의 첫 시간에 하면 아주 멋진 분위기를 연출할 수 있다.

– 대형은 2열 종대로 짝을 맞추어 선다.

– 우측 줄은 오른쪽으로 반원을 돌고, 좌측 줄은 왼쪽으로 반원을 돌아 B 지점에서 만나 우측사람과 좌측사람이 서로 손을 잡고 A 지점으로 행진한다.

– 그리고 A 지점에서 서로 짝끼리 손을 잡고 1열, 3열, 5열, 7열 등 즉 홀수가 되는 짝들은 왼쪽으로 돈다.

– 그리고 B 지점에서 짝수가 되는 짝들은, 서로 양손을 높이 들어 잡아서 기차 터널을 만들어 주고 이때 홀수가 되는 짝들은 기차가 되어 고개를 숙여 터널을 지나간다.

– 이렇게 하여 반원을 돌아 다시 A 지점에서는 반대로 홀수가 되는 짝들은 양손을 높이 들어 기차 터널을 만들어 주고 짝수가 되는 짝들은 기차가 되어 터널을 지나간다.

– 이렇게 하여 반원을 돌아 다시 B 지점에서는 지그재그 모양으로 터널을 지나간다. 즉 짝수의 1열은 터널을 만들어 주고 홀수의 1열은 터널을 지나가고, 다시 짝수의 1열은 고개를 숙여 기차가 되고 홀수 1열은 터널은 만들어 준다.

– 홀수가 되는 각 열들은 한번은 터널이 되고, 한번은 기차가 되는 식으로 꼬리가 나올 때까지 지그재그로 한다.

- 이렇게 하여 반원을 돌아 A 지점에서 한번 더 지그재그 모양으로 터널을 지나간다.
- 이렇게 하여 반원을 돌아 B 지점에서 짝수의 1열과 홀수의 1열이 만나게 되는데, 이렇게 되면 4명씩 횡대가 된다.
- 4명씩 손을 잡고 횡대로 줄을 맞추어 A 지점으로 행진한다.
- 다시 A 지점에서 B 지점으로 반원을 돌면서 4명씩 길게 행진하는데, 여기서 1열, 3열, 5열 등 홀수가 되는 열은 오른쪽으로 돌고 2열, 4열, 6열 등 짝수가 되는 열은 왼쪽으로 반원을 돌아 B 지점에서 만난다. 계속 이렇게 8명씩 열을 만들면서 A 지점으로 행진한다.
- 이젠 A 지점에서 8열 종대로 전체가 그대로 옆 사람의 손을 꼭 잡고 서 있는다. 이때 리더는 1열 맨 오른쪽에 서 있는 사람의 오른손을 잡고 같이 돈다.
- 이때 모든 참가자들은 리더의 손을 잡고, 리더가 의도하는 방향을 따라 줄줄이 따라 돈다.
- 그리고 나서 마지막으로 원을 만들어 리더가 어떤 방향으로 돌면 참가자들은 파도 만들기를 해본다.
- 다시 원의 상태에서 리더는 안쪽 원으로 돌아서, 왼쪽으로 계속 악수하며 돌면서 서로 자기소개를 한다.
- 이때에도 리더를 따라 1사람씩 차례차례 안쪽으로 돌면서, 자기소개를 하면 자연스럽게 전체가 개인적으로 자기소개를 할 수 있다.
- 위 활동을 한두 번 연습을 한 다음, 실제로 할 때는 행진곡 음악을 크게 틀어놓고 처음부터 끝까지 연속동작으로 해본다.

배구공 패스

- **인 원** – 1팀에 10~15명 정도가 알맞다.
- **준비물** – 배구공
- 빙 둘러 원을 만들어 배구를 하는데, 이때 실수를 하면 실수하는 사람은 가운데로 들어가 앉아야 한다.
- 그 외의 사람들은 서로 패스하여 가운데에 앉아있는 사람들을 공으로 때릴 수 있는데, 때릴 때 손으로 공을 잡으면 안 되고 또한 패스하지 않고 첫 번

에 때려도 안 된다.

- 가운데 있는 술래들이 다시 살 수 있는 방법은 마지막으로 남는 2사람 중에 1사람이 실수할 때와 그리고 가운데 앉아 있을 때 배구하는 사람이 실수를 하여 볼이 안으로 들어와 앉은 상태에서 그 공을 잡았을 경우이다.

바둑알 따먹기

• **준비물** – 바둑알 2통

- 각 사람에게 3개의 바둑알을 나누어 주고 서로 가위바위보를 하여 따먹는 게임이다.
- 가위바위보 1번에 바둑알 1개를 주고받는다.

가위바위보 기차놀이

- 가위바위보를 하여, 지는 사람이나 팀은 이긴 사람이나 팀의 어깨를 잡아야 하는데, 가위바위보를 할 때마다 산토끼 노래와 율동에 맞추어 해야 한다. 이렇게 계속하면 긴 인간기차가 될 것이다.

  1. 산토끼 토끼야
     (오른발 뒤꿈치를 들어 30㎝ 앞에 살짝 찍고 다시 원위치 2회)
  2. 어데를 가느냐(왼발로 위와 동일)
  3. 깡총 깡총(뒤로 두 발을 동시에 백스텝 2회)
  4. 뛰면서(앞으로 두 발을 동시에 스탭 2회)
  5. 어데를(오른손으로 둘레를 찾는 흉내)
  6. 가느냐(앞으로 두 발을 동시에 스탭 3회 그리고 가위바위보)

손수건 돌리기

• **준비물** – 손수건

- 전체 모두가 빙 둘러 앉아 손뼉 치며 노래를 한다. 리더는 임의의 한 사람을 불러 술래를 시킨다.
- 술래는 손수건을 가지고 빙글빙글 돌다가 아무도 눈치채지 못하게, 어떤 사람의 엉덩이 뒤에 살짝 놓고 다시 돌아오는데, 이때까지 이 사람이 눈치채지 못하고 있다가 술래가 그 사람의 등을 치게 되면 그 사람이 술래가 되는

것이다.

- 이 게임은 2사람이 손수건 2개를 가지고 동시에 하면 재미있다.

불침번

• 준비물 – 의자(인원수에 알맞게)

- 먼저 의자를 인원수에 맞게 하여 둥글게 배열한 다음 앉게 한다. 그리고 리더는 임의의 1사람을 술래로 선정하여 일어서게 한 다음, 다시 그 빈 의자에 리더의 신호소리와 함께 앉도록 한다.
- 이때 술래는 앉도록 노력을 해야 하며 또한 술래 이외에 모든 사람은 앉지 못하게 하는데, 손을 사용해서는 안 되고 엉덩이로만 해야 한다.
- 만약 술래가 오른쪽으로 돌다가 앉았을 경우, 그 빈자리의 오른편에 앉은 사람이 그 자리를 지키지 못한 벌로 술래가 된다.

오리와 거위

- 이 게임도 손수건 돌리기와 비슷하다. 술래가 빙 둘러 앉은 사람들 뒤로, 각 사람의 머리나 어깨를 살짝 치면서 '오리', '오리' 하면서 돌다가 어떤 사람에게는 '거위' 하며 터치하고 뛴다.
- 이때 '거위'라고 터치 당한 사람은 재빨리 일어서서, 앞서서 뛰는 술래를 터치해야 한다. 터치하지 못하면 술래가 되는 것이다.

내땅 니땅

• 준비물 – 의자(인원수에 맞게)

- 먼저 의자를 인원수에 맞게 하여 둥그렇게 배열한다.
- 전체가 의자 안쪽에 둥글게 서서, 오른쪽에서 왼쪽으로 노래하며 돌다가 리더가 '내땅', '내떡', '땅땅', '니똥', '내똥' 등을 섞어서 하면 참가자들이 혼동되어 더욱 재미있게 진행할 수 있다.

닭떼 싸움

- 일종의 닭싸움이라고 하는데, 참가자 전체가 오른발을 왼발 무릎 위로 접어, 오른발을 양손으로 잡고 서로 부딪쳐서 상대방을 쓰러뜨린다. 이때 끝

까지 쓰러지지 않고 남는 사람이 최후의 승자가 되는 것이다.

* 게임의 안전을 위해서는 잔디밭이나 모래밭이 적당하다.

개미떼 축구

• **준비물** – 축구공 3개

– 전체 인원이 50명이면 25명씩 반으로 팀을 나누어 공 3개를 가지고 상대방의 골문에 발로 차서 넣는 게임으로 매우 흥미진진한 활동이다.

– 남녀혼성으로 하면 더욱 재미있다. 개미떼 핸드볼도 재미있다. 위의 개미떼 축구와 비슷한 활동으로, 손으로만 해야 한다.

여우와 토끼

– 크게 원을 만들어 손잡고 선다. 몸이 날쌘 사람 2~3명은 토끼가 되고, 나머지 2~3명은 토끼를 잡는 여우가 된다.

– 여우는 밖에 있고 토끼는 원안에 있는다. 리더의 시작 신호와 함께 여우는 토끼를 잡으려고 하고, 토끼는 사람들이 보호해 주는 원과 밖을 오가며 도망을 다니는데, 잡히면 탈락이다.

– 2팀으로 나누어 게임을 하거나 여우와 토끼를 바꿔가며 해도 된다.

하나 · 둘 · 셋

– 이 게임은 운동을 겸할 수 있는 매우 즐거운 활동으로, 남녀 구분하여 시합을 하거나 남녀 혼합하여 동시에 시합을 하는 것도 재미있다. 이 활동은 어느 정도 크기의 공간(가로10미터×세로10미터)이 필요하다.

• **준비물** – 분필, 색테이프

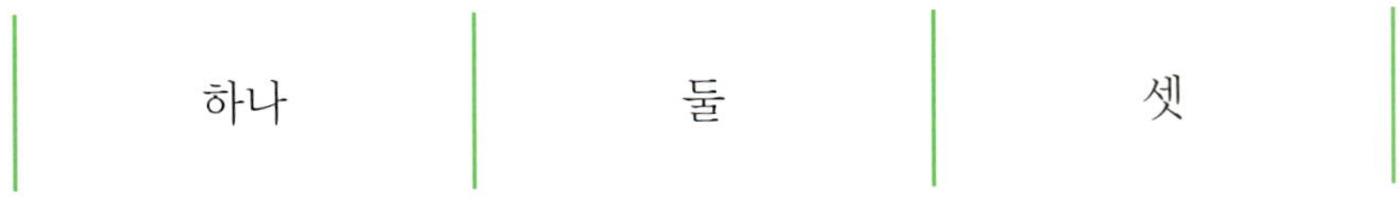

– 리더는 위의 그림과 같이 분필로 라인을 그려 놓고 각 지점의 번호를 참가자들에게 알려준다.

– 참가자들은 '하나' 라인에 서 있다가 리더가 '둘' 하면 '둘' 지역으로 뛰어가

야 한다. 이때 가장 늦게 뛰어간 사람은 탈락이다.

- 또한 리더가 '셋' 하면 '셋' 지역으로 뛰어가야 한다. 이때에도 가장 늦게 도착하면 탈락이다.
- 리더는 '하나, 둘, 셋'을 그대로 하지 말고 '하나' 하다가 '셋', '둘', '셋' 등 이러한 방법으로 참가자들로 하여금 정신을 차리지 못하게 한다. 예를 들어 '하나', '하나' 하게 되면 대부분의 참가자들이 '둘' 지역을 예상하고 뛰어가려다 '둘' 지역을 밟고 만다. 이때 '둘' 지역에 발이 가 있으면 탈락이다.

독 안에 든 쥐

- 참가자 전원이 1열로 동그랗게 원을 만들어 서서 양손을 잡는다. 그리고 리더는 술래 5사람을 선정하여 가운데로 가게 한다.
- 리더의 노래 박자에 맞춰서 오른쪽, 왼쪽, 가운데로, 뒤로 등 리더의 구령에 따라 몇 발자국씩 움직이며 돈다. 이때 노래하며 도는 중간에 리더가 '땅' 하면 술래들은 독 안을 탈출해야 하며 그 외의 사람들은 술래들이 나오지 못하도록 막아야 한다. 2겹의 원을 만들어 앞줄은 여자들이 무릎 앉은 상태로 있고, 뒷줄은 남자들이 앞 사람과 30~40센치 정도의 간격을 두고 뒤에서 있는다.

범인을 잡아라

- 참가자 전원이 원을 만들어 앉는다. 이때 술래 한 사람을 정하여 눈을 감게 하거나 가능한 실내이면 잠깐 밖에 나가 있으라고 한다. 그리고 리더는 임의의 한 사람을 정하여 어떤 행동을 하라고 한다.

* 예) 머리를 긁적거린다. 왼 다리를 떤다. 박수를 친다. 두 손으로 무릎을 친다.

- 위와 같은 예로 머리를 긁적거리면 나머지 참가자들은 그대로 따라서 해야 한다. 그리고 밖에 있던 술래가 들어오면 그 술래는 현재 똑같은 행동을 하고 있는 모든 참가자 중에 누가 이와 같은 행동을 조종하고 있는지를 찾아내야 하는 게임이다.
- 그런데 이런 행동을 제공하고 있는 사람은 최소한 15초에 1회씩 술래가 눈치채지 못하게 하면서 다른 행동을 해야 하고, 나머지 사람들은 바로 그 행동을 따라 해야 한다.

- 술래는 이러한 행동의 원인자가 누구인지를 찾아내야 하며, 만약 찾아내면 바로 그 사람이 술래가 된다. 3분 안에 못 찾으면, 리더는 1번씩 돌아가며 누구든지 술래를 시킨다.

짜릿 짜릿 짜르르

• **준비물** – 동전, 손수건, 의자

- 동그랗게 1열로 원을 만들어 의자에 앉는다. 그리고 양손을 뒤로하여 서로의 손을 잡는다.
- 리더는 그 원의 상태에서 2팀으로 나눈 후 양 팀을 구분할 수 있는 자리에 앉고 또한 양 팀의 끝자리 옆에 의자 1개를 놓고 그 위에 손수건을 올려놓는다.
- 리더는 동전을 꺼내어 참가자 전체에게 설명을 하는데, 동전을 위로 던져 다시 손바닥에 받았을 때 앞부분(100)이 나왔으면 리더의 바로 옆의 좌우에 있는 사람들이 자기 팀에게 전기를 보내도록 한다.
- 이렇게 전기를 통하게 되면 끝에 있는 마지막 사람이 전기를 받자마자 손수건을 재빨리 집도록 한다. 이때 빨리 전기를 받아 손수건을 먼저 집는 팀이 승리하게 된다.
- 그리고 동전의 뒷부분(세종대왕)이 나오면 전기를 보내지 말고 그대로 있으라고 한다.

* 주의 할 점은 동전 앞뒤의 확인은 리더의 좌우 한 사람만 할 수 있고 다른 사람은 보면 안 된다.

- 게임을 하다 보면 양 팀이 중간에서 제멋대로 전기를 보내어 손수건을 집는데, 이것은 반칙이다.
- 이러한 반칙은 쉽게 찾아낼 수 있다. 찾아내는 방법은 리더가 동전을 던져 일부러 세종대왕이 나오도록 하여 가만히 있어 본다. 간혹 성격 급한 팀의 구성원들이 전기를 보내거나 아니면 속임수로 전기를 보내고 만다.
- 만약 반칙을 하면 상대방 팀이 한 자리를 옆으로 옮길 수 있는 기회를 주게 된다.
- 승부는 손수건을 먼저 집은 사람이 자기 팀의 첫째 자리에 앉으며, 그 옆 사람은 한 자리씩 옆으로 옮겨 앉으면 된다.
- 이와 같이 계속하여 손수건을 제일 먼저 집은 사람이 맨 처음의 자기 자리

에 다시 앉게 되면 그 팀이 승리하게 되는 것이다.

* 전기 보내는 방법은 손가락으로 누르거나, 허벅지나 엉덩이를 살짝 꼬집거나 옆구리, 배꼽을 찔러도 되고, 귀를 눌러도 된다(분위기에 맞게).

내가 최고 !

만물상점과 비슷한 게임으로, 아래의 예와 같은 부분에 자신 있는 사람들을 나오게 하여 경쟁을 시킨다.

* 예)

- 히프가 가장 큰 사람
- 배가 가장 많이 나온 사람
- 몸 전체가 뚱뚱한 사람
- 소리 오래 지르기
- 키가 가장 큰 사람
- 키가 가장 작은 사람
- 가장 큰 대머리
- 입이 가장 큰 사람
- 최고의 수다쟁이
- 최고의 웅변가(원고-〈산토끼〉 가사)

공으로 사람몰기

- **준비물** – 긴 줄로 묶은 배구공 1개(스포츠용품점에서 판매)

– 참가자들이 둥그렇게 1열로 원을 만들어 선다. 술래는 공을 360도 돌려 참가자들의 발목을 맞춘다. 이때 공에 맞은 사람이 술래가 된다.

– 공에 맞지 않으려면, 공이 오는 순간 '깡총' 뛰면 된다.

– 주의할 사항은, 술래는 공을 지면에 붙여서 굴러가게 해야 되고, 지면 위로 뜨면 반칙이 된다. 그리고 참가자들도 너무 뒤로 가서 서 있으면 안 된다. 공의 사정거리가 되지 않기 때문이다.

공빨리 가져가기

- **준비물** – 배구공

– 2팀으로 나누어 원 하나를 만든다. 리더는 양 팀의 사람들에게 번호를 주어 양 팀의 같은 번호끼리 리더의 출발신호와 함께 가운데 놓인 공을 빨리 집어가도록 한다. 이때 먼저 집어간 사람이 승리하게 되는데, 상대방이 집은 공을 뺏어가면 안 된다.

댄스 경연

• **준비물** – 시상품, 댄스 CD, 블루투스 연결 음향

– 각 조별로 경연을 하거나, 전체 참가자 중 춤에 자신 있는 사람을 다 무대 위로 나오게 하여 댄스 음악을 틀어놓고 경연을 하는 것이다.

– 리더는 댄스를 추는 동안 DJ가 되어 재미있는 멘트를 하며 즐겁게 분위기를 이끌어 간다(멘트시 순간적으로 음악소리를 작게 조절한다).

– 리더는 춤을 예쁘게 잘 추는 사람보다는 관중들을 시각적으로 즐겁게 보여주는 즉 오도방정을 떠는 사람에게 상을 주도록 한다.

* 멘트 예)

– 사랑과 낭만이 꿈틀거리는 이 자리, 젊음이 생동하는 우리들의 몸부림

– 방금 정신병동에서 탈출한 무리들이 바로 이 자리에 모였습니다.

– 자! 다 같이 손을 높이 들고 손뼉을…, 이 자리가 떠나가도록 함성을….

번호 댄스

• **준비물** – 댄스 CD, 블루투스연결 음향

– 모든 프로그램의 마지막 부분 즉 '석별의 정을 나누는 외식' 바로 전에 이와 같은 프로그램을 하면 대단히 재미있다. 1일 프로그램이든 2박 3일 프로그램이든, 활동의 마무리쯤에서는 클라이막스에 도달하는데, 이때 진행하면 효과적이다. 보통 전체적으로 댄스를 추려고 할 때 조명시설이 없고 활동장이 환하면 몇 사람을 제외하고는 대부분 춤을 추지 않는다. 이럴 때 적절히 진행하는 방법으로 번호 댄스를 하면 자연스럽게 춤을 추는 분위기가 된다.

– 예를 들어 참가자들이 50명이라고 가정했을 때 5개 조로 나눈다. 그리고 각 조끼리 양손을 잡고 원형으로 서라고 한다.

– 이제는 각 조의 담임 선생이나 활동장이 1번이 되고 바로 오른쪽부터 2번, 3번, 5번, 10번 등의 번호를 정한다. 이렇게 되면 각 조별로 1, 2, 3, 4, 5번 등 모두가 5명씩 된다.

– 이렇게 순번 정하기가 완료되었으면 리더는 댄스 음악을 틀어준다. 그리고 리더는 1번이라고 소리친다.

– 그러면 1번은 자기 조원의 가운데로 나와 신나게 춤을 춰야 한다. 춤을 추기 시작하면 그 조원들은 자기 조 1번이 하는 춤을 그대로 따라 춰야 되는

것이다.

- 번호 댄스의 장점은 내성적인 선생이라도 '몸소실천'을 보여주어야만 자기 조원들이 춤을 추기 때문에 선생들이 열심히 출 수밖에 없고 또한 이러한 분위기가 되면 스스로도 즐겁게 춘다.
- 진행 경험에 의하면 춤을 한 번도 안 추어본 사람도 위 활동을 하게 되면 자연스럽게 춤추는 것을 많이 보게 된다.

집단만들기 · 쫓아내기

- 참가자 전원이 1열로 둥그렇게 원을 만들어 서서 양손을 잡는다. 그리고 리더의 노래 선창과 함께 다 같이 노래하며 오른쪽으로 돈다. 가능하면 노래의 박자에 맞춰서 오른쪽, 왼쪽, 가운데로, 뒤로 리더의 구령에 따라 몇 발자국씩 움직이며 돈다.
- 노래하며 도는 도중 리더는 '열 사람', '다섯 사람', '남녀 한 명씩', '같은 성씨끼리' 등으로 참가자들에게 주문한다. 이때 짝을 만들지 못한 사람은 탈락이다. 이번에는 쫓아내기를 하여 보내는데, 먼저 조를 나누어야 한다.
- 예를 들어 전체가 60명이면 리더는 '10명' 하면 자연스럽게 각 조가 만들어지게 된다. 그리하여 자기 조끼리 손을 잡고 돌 때, 리더가 아래와 같은 코믹한 주문을 하여 본다.

  * 예)

  • 콧구멍이 가장 큰 사람을 쫓아내세요
  • 얼굴이 가장 시커먼 사람
  • 키가 가장 큰 사람
  • 엉덩이가 가장 큰 사람
  • 가장 뻔뻔하게 생긴 사람
  • 가장 잘생긴 사람 등
  • 코가 예쁜 사람
  • 입술이 예쁜 사람
  • 보조개가 있는 사람

- 이때 자기 조에서 쫓겨난 사람은 자기 조 외의 다른 조로 들어가는데, '나는

콧구멍이 커서 쫓겨 났습니다. 그렇지만 저를 사랑해 주시기 바랍니다.'를 하며 각 조에 1명씩 들어간다.

- 그리고 리더는 맨 마지막으로 '가장 잘생긴 사람' 하고 외친다. 그러면 대부분 자동적으로 나가려고 하는데 이런 사람들은 각 조로 들어가지 않고 앞의 무대로 나오게 하여 댄스 경연을 시켜보는 것도 재미있다.

세계의 인사

- 안쪽과 바깥쪽으로 서로 마주 보며 큰 원을 만들어 선다. 그리고 서로 악수하며 왼쪽으로 돈다.
- '한 꼬마 인디언'이라는 노래와 박자에 맞추어 악수를 하도록 하는데, '셋 꼬마 인디언', '여섯 꼬마 인디언', '아홉 꼬마 인디언'을 할 때는 서로 악수하고 인사도 나눈다. '열 꼬마 인디언'을 할 때는 악수와 인사를 나누고 서로 어깨를 살짝 끌어안는다.
- 그리고 리더는 주문에 따라 자기 이름, 학교, 좋아하는 음식 이름, 별명, 특기, 취미 등을 서로 말한다.
- 노래는 '한 꼬마 두 꼬마 셋 꼬마 친구 넷 꼬마 다섯 꼬마 여섯 꼬마 친구 일곱 꼬마 여덟 꼬마 아홉 꼬마 친구 열 꼬마 내친구'로 한다.

♠ 각 나라 인사

1. 하와이 – '알로하 알로하' 하며 서로 끌어안고 양쪽 볼을 대며 인사한다.
2. 이스라엘 – '샬롬 샬롬' 하며 서로 상대방의 어깨를 주물러 준다.
3. 중국 – '쎄쎄 니하우마' 하며 자기의 두 팔을 들어 팔목을 잡고 허리를 굽혀 정중히 인사한다.
4. 스페인 – '브아레스 디아스' 하며 서로 끌어안아 한 바퀴 돈다.
5. 알라스카 – '브덴니 음음' 하며 두 주먹을 코에 붙여 서로 끌어 비빈다.
6. 인도 – '오! 살로모어' 하며 양손을 입에다 붙였다 떼면서 나아가, '오! 살로모어' 하면서 서로 끌어안는다.
7. 네팔 – '나마스테(3회)' 하며 양손을 머리에 얹고 허리를 90도 굽혀 인사한다.
8. 한국 – '새해 복 많이 받으세요' 하며 서로 맞절한다. 이때 아리랑 음악이 나오면 노래하며 민속춤을 파트너와 함께 춘다.

8) 박수게임

(1) 크게작게박수

크게크게 * * 작게작게 * * 크게 * 작게 * 크게작게 * *

• 율동 – '크게' 양손을 넓게 편다.

'작게' 양손의 엄지, 검지를 붙여 마주친다.

(2) 뚱뚱해날씬해박수

뚱뚱해뚱뚱해 * * 날씬해날씬해 * * 뚱뚱해 * 날씬해 * 뚱뚱해날씬해 * *

• 율동 – '뚱뚱해' 양손을 넓게 하면서 둥그렇게 한다.

'날씬해' 양손을 꼬면서 히프와 허리를 애교 있게 흔든다.

(3) 표정박수

하하하하 * * 씩씩씩씩 * * 하하 * 씩씩 * 하하씩씩 * *

• 율동 – '하하' 양손을 펴서 입가에 댄다.

'씩씩' 양손을 관자놀이에 대고 검지만 편다.

(4) 기타드럼박수

띵가띵가 * * 둥당둥당 * * 띵가 * 둥당 * 띵가둥당 * *

• 율동 – '띵가' 왼팔을 앞으로 쭉 펴고 오른손은 허리에 대고 기타를 치는 흉내를 낸다.

'둥당' 양손으로 스틱을 잡고 드럼을 치는 흉내를 낸다.

(5) 고양이쥐박수

야옹야옹 * * 찍찍찍찍 * * 야옹 * 찍찍 * 야옹찍찍 * *

• 율동 – '야옹' 양손을 입가에 대고 소리친다.

'찍찍' 양손을 머리 위에 놓고 숨는 흉내를 낸다.

(6) 불독강아지박수

왕 왕 * * 깨갱깨갱 * * 왕 * 깨갱 * 왕 깨갱 * *

• 율동 – '왕왕' 양손을 펴 입가에 붙이고 짓는 흉내를 낸다.
'깨갱깨갱' 위처럼 하되 손등을 위로 한다.

(7) 짱구박수

울퉁울퉁 * * 불퉁불퉁 * * 울퉁 * 불퉁 * 울퉁불퉁 * *

• 율동 – 오목 볼록박수처럼 할 수도 있고 양 옆 사람의 머리를 양손으로 잡는 흉내를 내도 된다. 울퉁(오른쪽 사람) 불퉁(왼쪽 사람)

(8) 상하좌우박수

위에위에 * * 아래아래 * * 위에 * 아래 * 위에아래 * *

이쪽이쪽 * * 저쪽저쪽 * * 이쪽 * 저쪽 * 이쪽저쪽 * *

• 율동 – '위에' 위에 쳐다보기 '아래' 아래 쳐다보기
'이쪽' 왼쪽 쳐다보기 '저쪽' 오른쪽 쳐다보기

(9) 설래끄떡박수

설래설래 * * 끄떡끄떡 * * 설래 * 끄떡 * 설래끄떡 * *

• 율동 – '설래' 머리를 좌우로 흔든다.
'끄덕' 머리를 상하로 흔든다.

(10) 와글속닥박수

와글와글 * * 속닥속닥 * * 와글 * 속닥 * 와글속닥 *

• 율동 – '와글' 양손을 앞으로 쭉 펴고 양손을 흔든다.
'속닥' 옆사람의 귓가에 대고 작게 속삭이는 흉내를 낸다.

(11) 지화자박수

얼씨구얼씨구 * * 절씨구절씨구 * * 얼씨구 * 절씨구 * 얼씨구절씨구 * *

• 율동 – '얼씨구' 탈춤 춤사위 (오른팔 올리고)
'절씨구' 탈춤 춤사위 (왼팔 올리고)

12) 요리박수

지글지글 * * 보글보글 * * 지글 * 보글 * 지글보글 * *

• 율동 – 오목 볼록박수와 같다. 흉내는 찌개가 실제로 맛있게 끓고 있는 것처럼 얼굴과 몸짓을 한다.

(13) 구애박수

사랑해사랑해 * * 몰라몰라 * * 사랑해 * 몰라 * 사랑해 몰라 * *

• 율동 – '사랑해' 양팔을 꼰다. '몰라' 고개를 돌려 외면한다.

(14) 이수일심순애박수

수일씨수일씨 * * 놔라놔라 * * 수일씨 * 놔라 * 수일씨놔라 * *

• 율동 – '수일씨' 옆 사람의 옷을 붙잡듯이 한다.

'놔라' 양팔과 양다리로 뿌리치듯이 한다.

(15) 사랑박수

노래는 짝사랑, 조개껍질 묶어 등 4박자면 가능하다.

• 율동 – 무릎 2회 치고 손뼉 2회 그리고 윙크 동작

무릎 2회 치고 손뼉 2회 양손 엄지로 꼬시는 동작

무릎 2회 치고 손뼉 2회 팔짱을 끼는 동작

무릎 2회 치고 손뼉 2회 안녕(바이바이) 하는 동작

(16) 사이치기박수

- 리더가 양손을 상하로 교차할 때는 교차점에서 손뼉을 1회 치도록 한다. 교차하지 않을 때는 치지 않도록 한다,
- 이 게임의 묘미는 점점 빨리 교차하다가 갑자기 멈춘다. 그러면 이때 대부분 손뼉을 치고 만다.

(17) 기차박수

- 리더는 모자를 쓰고 나와 손수건을 오른손에 들고, 몸통 앞에서 흔드는데, 왼쪽으로 가면 참가자들은 '칙' 오른쪽으로 가면 '폭' 가운데서 왼쪽으로만

2회 흔들면 '칙칙' 오른쪽으로 2회 흔들면 '폭폭' 소리로 지르도록 한다.

- 그리고 리더는 모자를 가끔 박자에 맞춰 벗는데, 이때 힘차게 기차 클랙슨 소리(웍웍)를 내도록 한다.

(18) 시계박수

- 리더가 말하는 시간에 따라 손뼉을 치는 게임이다. 예를 든다면 리더가 '1시' 하면 손뼉을 1회 치고, '12' 하면 12회를 쳐야 하는 것이다.
- 그런데 리더가, 참가자들이 실수를 유발하기 위해서 '30분'과 '13시'를 했을 때, 손뼉을 1회만 쳐야 되는데 참가자들은 혼동되어 실수를 하고 만다.

(19) 뻔데기박수

2인 1조로 하여 '뻔' 하면 자기 손뼉을 치고 '데기' 하면 상대방의 손뼉을 치는 게임

예)

뻔~~~~데기

뻥~~~~데기

뻔 뻔~~~~데기데기(2회)

뻔데기뻔데기(간주)

뻔뻔뻔~~~~데기데기데기(3회)

뻔데기뻔데기(간주)

뻔뻔뻔뻔~~~~데기데기데기데기(4회)

* 차츰 횟수를 늘려가되 박자를 맞춰가며 한다.

(20) 리듬박수

* 4/4박자

양손을 오른쪽 위로 올려 반짝반짝 2회 하고 손뼉 2회 치기

양손을 왼쪽(위와 동일)

왼손 가슴에 대고 이어서 오른손 가슴에 댄다(X자)

바로 오른손 가슴에서 떼고 이어서 왼손을 뗀다

바로 이어서 짝짝 짝짝짝(손뼉치기)

* 위와 같은 방법으로 노래에 맞추어 노래 끝까지 해보는데, 4박자 노래는 모두 딱 들어 맞는다(노래 – 고향의 봄, 개구리 노총각 등).

* 3/4박자
2마디 간격으로, 양손으로 무릎 1회 치고 손뼉 1회 치고, 왼손으로 오른 팔꿈치를 1회 치고 오른손으로 왼 팔꿈치를 쳐준다.
그리고 머리 위에서 왼손으로 중지와 검지를 비벼 '딱' 소리를 내고, 이어서 오른손 중지와 검지를 비벼 '딱' 소리를 낸다.

* 3박자 노래는 모두 가능하다(노래 – 과수원 길, 반달 등).

9) 유머퀴즈게임

* 중국에서 가장 무식한 사람은? 통몰라, 몽땅몰라

* 노처녀가, 사촌이 땅산 것보다 더 배가 아플 때는? 사촌이 시집갔을 때

* 더러워서 내야 하는 것은? 오물수거비

* 대령이 가장 좋아하는 노래는? 저 별은 나의 별

* 모유가 분유보다 좋은 장점 8가지는?
상할 염려가 없다 / 휴대하기 간편하다 / 데울 필요가 없다
스페어가 하나 더 있다 / 도둑맞을 염려가 없다 / 흘릴 염려가 없다
가장 중요한 것은 부자 공용이다 / 주인이 없다

* 고추잠자리를 2자로 줄이면? 팬티

* 더울 때 먹어야 효과가 있는 탕은? 추어탕

* 드라큘라가 제일 싫어하는 사람은? 목에 때가 많은 사람

* 김이 가장 많이 나는 곳은? 목욕탕

* 연기가 가장 많이 나는 곳은? 무대

* 가장 엄숙하지 않은 절은? 안절부절

* 1일 300원씩 곗돈을 부었는데 1년이 되면 1억이 되는 계는? 황당무계

* 여자의 히프가 큰 이유는? 요강에 빠지지 말라고

* 두부장수는 누구를 위하여 종을 울리나? 처와 자식

* 개똥도 약에 쓰려면? 보건복지부의 허가를 받아야 한다.

* 가장 멋없는 춤은? 엉거주춤

* 운전사가 가장 싫어하는 춤은? 우선멈춤
* 사람에게 배꼽이 있는 이유는? 앞뒤를 구별하기 위해서
* 제비족들이 싫어하는 옛날 사람은? 놀부(다리를 부러뜨렸으니까)
* 신경통 환자가 싫어하는 악기는? 비올라
* 돼지띠 동갑내기 부부의 침실을 네 글자로 한다면? 돼지우리
* 가장 황홀한 춤은? 입맞춤
* 가위로 3대째 내려오는 가문의 내력은? 할아버지는 엿장수, 아버지는 이발사, 아들은 재단사
* 말이 많은 사람은? 목장주인
* 이혼의 근본적인 원인는? 결혼
* 사람이 늘 가지고 다니는 흉기는? 머리칼
* 우리나라 최초의 돌팔이 의사는? 흥부
* 한겨울에 미니스커트에 스타킹도 신지 않고 다니는 여자를 5자로 한다면? 철없는 여자
* 신혼부부가 가장 좋아하는 곤충은? 잠자리
* 왼쪽에 서면 좌익, 오른쪽에서면 우익, 앞에 서면 선동세력, 뒤에 서면 배후세력, 그러면 중간에 서면 무슨 세력인가? 핵심세력
* 참새 부모가 죽을 때 마지막으로 남긴 유언은? 절대로 전기줄에 앉지 말아라
* 울다가 다시 웃는 사람을 5자로 줄이면? 아까운 사람
* 통닭을 영어로 하면? 누드치킨
* 이 세상에서 가장 불필요한 사람은? 담배 1대를 입에 문 사람
* 생전에 바람둥이였던 아버지의 묘소를 자식들이 벌초를 하려고 하는데, 무덤 속에서 아버지가 하는 말은? 얘야! 이왕이면 여자 면도사를 불러다오
* 도둑이 훔친 돈을 영어로 하면? 슬그머니
* 사람 몸에 붙어있는 곤충은? 사마귀
* 소금으로 부자가 되려면? 소와 금으로 나눈다.
* 전쟁과 평화의 차이는? 화장실 안과 밖의 차이
* 옷을 가장 많이 해 입는 나라는? 가봉
* 돌보다 강한 물질은 무엇인가? 머리카락(머리돌을 뚫고 나오니까)
* 육지에 사는 고래는? 술고래

* 못생긴 여자만 좋아하는 사람은? 성형외과 의사
* 진짜로 겉늙은 사람은? 경로석에 앉은 사람
* 아프지도 않은데 매일 집에서 쓰는 약은? 치약
* 올챙이는 찬물에서 알을 낳는가 아니면 더운물에서 알을 낳는가? 알을 낳지 않는다.
* 글 중에서 가장 어지러운 글은? 빙글빙글
* 가장 달콤한 병은? 상사병
* 남자가 뛸 때 뭐가 따라서 뛰나? 넥타이
* 키스를 할 때면 그녀가 항상 먼저 벗는 것은? 안경
* 무거울수록 잘 올라가는 것은? 저울
* 일부분으로 전체를 평가하는 것은? 저녀
* 우리나라 도둑의 시조는? 바늘도둑
* 의사 중에 의과대학을 나오지 않아도 되는 사람은? 장의사
* 보내기 싫으면 어떻게 해야 하나? 주먹
* 계시냐고 두드려놓고 안 계시기를 바라는 곳은? 화장실
* 남자는 그 앞에 정중히 무릎을 꿇는데, 여자는 그것을 깔아뭉개는 것은? 요강
* 공중변소에 문을 잠그지 않은 사람이나 노크 없이 문을 연 사람이 받게 될 죄는? 쌍방과실
* 속임수 잘 쓰는 사람이 팔아먹는 땅은? 얼렁뚱땅
* 살찐 여인이 일광욕하는 모습을 4글자로 한다면? 호박말림
* 앞을 못 보는 사람을 시각장애인이라고 하는데, 그럼 뒤를 못보는 사람은 뭐라고 하는가? 변비증 환자
* 등쳐먹고 사는 사람은? 안마사
* 칼로 벌어먹는 사람은? 면도사
* 놀고먹는 사람은? 레크리에이션 지도자
* 볶아 먹고 사는 사람은? 미용사
* 우리에게 내일이 없다고 누가 그랬나? 하루살이
* 음치의 4대 요소는? 박자무시, 악보무시, 오기로 2절까지, 앵콜을 기대
* 병든 자여 다 내게로 오라. 누가 그랬나? 엿장수
* 뛰는 놈 위에 나는 놈, 나는 놈 위엔? 붙어가는 놈

* 눈이 오면 강아지들이 뛰는 이유는? 발 시려워서
* 에너지가 없어도 가는 것은? 세월
* 산토끼의 반대말은? 죽은토끼, 판토끼, 알카리토끼, 집토끼, 바다토끼
* 이 콩깍지가 깐 콩깍지냐 안 깐 콩깍지냐를 5자로 한다면? 깐겨안깐겨
* 생쥐가 고양이에게 쫓기다 연탄재를 보더니 그 재에 뒹굴면서 하는 말은? 다된 밥에 재뿌렸다.
* 생쥐가 술독에 빠졌다가 술에 취해 하는 말은? 고양이 새끼들 다나와
* 생쥐가 고양이에게 쫓겨 막다른 골목에 들어갔다 다시 나오며 고양이에게 뭐라고 했을까? 나! 쥐약 먹었다 맘대로 해봐!
* 시간이 지날수록 커지는 것은? 소문
* 서울에 사는 사람이 한마디씩 한다면 무슨 말이 되겠나? 천만의 말씀
* 45도 위스키 5병과 25도 소주 10병을 마셨다. 모두 몇 도인가? 졸도
* 사과는 언제 따먹어야 맛있나? 주인 안 볼 때
* 남자 유료 화장실이 있다. 그런데 소변 값은 30원이고 대변 값은 50원이다 왜 그럴까? 입석과 좌석 차이
* 프랑스 제일 애주가는? 곤드레 만드레
* 일본 제일의 구두쇠는? 돈아까와 쓰지마 / 무라까와 쓰지마
* '가장 잘생긴 사람'을 한 글자로 줄인다면? 나
* '우리 할아버지 발이 크다'를 4글자로 줄인다면? 노발대발
* 돼지가 동쪽으로 머리를 돌리고 있으면 꼬리는 어느 쪽일까? 아래쪽
* 거지가 싫어하는 색깔은? 인색
* 가장 어렵게 지은 절의 이름은? 우여곡절
* 실패하면 살고 성공하면 죽는 것은? 자살
* 남자보다 여자가 더 큰소리를 낼 수 있는 곳은? 화장실
* 원앙부부란 무슨 말인가? 원한과 앙심으로 맺어진 부부
* 10년 동안 목욕 한번 안 한 사람을 4글자로 한다면? 더러운 놈
* 타잔이 잘하는 특기는? 하품

10) 기네스북 게임

각 회사, 학교, 단체 등의 축제 행사에서 빼놓을 수 없는 매우 흥미로운 활동이다. 가능한 게임 재료를 쉽게 구할 수 있고, 하는 사람도 부담이 없어야 한다. 대상과 장소에 따라 종목들을 적절하게 선택하여 실시해 본다.

▣ 동전 높이 쌓기

▣ 상자 높이 쌓기

▣ 소리 크게 지르기

▣ 오랫동안 지르기

▣ 맥주 빨리 마시기

▣ 많이 마시기

▣ 뒤로 빨리 달리기

▣ 20인 21각

▣ 장애물 축구

▣ 훌라후프 오래 돌리기

▣ 턱걸이 많이 하기

▣ 팔굽혀펴기 많이 하기

▣ 고층계단 빨리 오르기

▣ 5종 철인경기, 크로스컨트리

▣ 통나무 빨리 자르기

▣ 장작 1단 빨리 패기(도끼로)

▣ 나무에 빨리 못 박기(못질 5회만에)

▣ 종이비행기 멀리 날리기

▣ 소형승용차 안에 사람 많이 들어가기(한국기록 27명)

▣ 벽돌 옆으로 손으로 많이 붙여 세우기

▣ 1장으로 높이 쌓기

▣ 자전거 타고 오랫동안 멈추기

▣ 천천히 타고 가기

▣ 승용차, 트럭 등 줄로 끌기

▣ 줄넘기 오래 하기

▣ 10미터 긴 줄넘기하기(사람 수는 제한하지 않음)

▣ 사람들의 사인 많이 받기(제한된 시간 내에)

▣ 자동차 타이어 멀리 굴리기

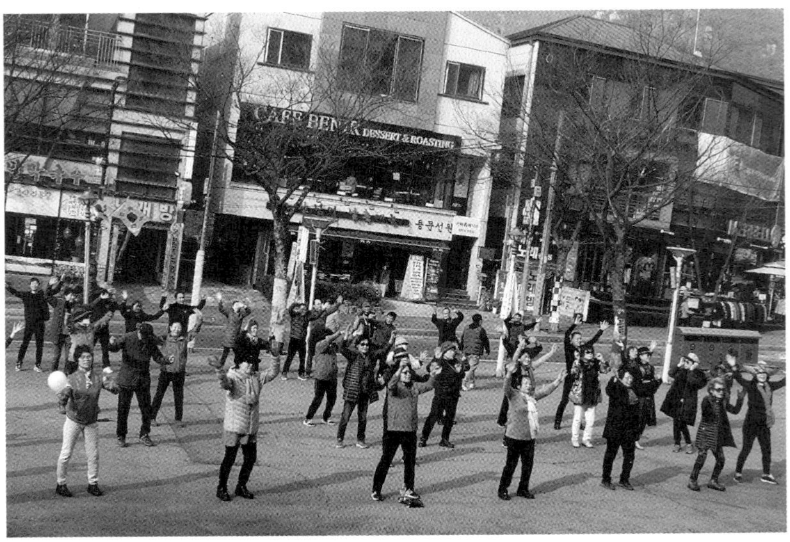

3절 실전 레크리에이션 활동

1) 실내용 행사명: 남녀노소 관계활동

<table>
<tr><td>일시</td><td></td><td>대상</td><td></td><td>장소</td><td></td></tr>
<tr><td>주관</td><td></td><td>전화</td><td></td><td>대형</td><td></td></tr>
<tr><td colspan="6">Program</td></tr>
<tr><td>Song</td><td colspan="5">Game</td></tr>
<tr><td rowspan="3">* 연가
* 아리랑 목동
* 조개껍질 묶어
* 고향의 봄
* 과수원 길
* 개똥벌레
* 사랑을 위하여
* 사랑으로
* 만남</td><td>도입</td><td colspan="4">환영인사, 꽈배기, 손가락게임 5종, 조별응원전, 이슬쿵짝,
즐거운 스트레칭 9종(악수돌리기, 손발엉치기, 12 손뼉치기, 뒤팔걸고좌우상하, 안고좌우상하, 시소타기, 엉덩이뒤치기 8동작, 엉덩이앞치기 8동작, 동전돌리기)</td></tr>
<tr><td>붐조성</td><td colspan="4">잘해봅시다(3번), 노래하며안마하며123456, 노래하며손뼉치기123, 큰빵작은빵,
따라비벼발라, 가라사대, 위로아래로, 집어놔</td></tr>
<tr><td>짝꿍</td><td colspan="4">상하좌우손뼉치기, 전자손뼉치기, 미꾸라지 잡기, 모델과 모델,
눈감고 짝찾기(향기, 손 등)</td></tr>
<tr><td>Motion Song</td><td>관람</td><td colspan="4">그림퀴즈, 속담제스쳐맞추기, 이구동성, 조별장기자랑,
낱말이어가기(끝말, 중간말, 영어끝단어, 의미 등)</td></tr>
<tr><td rowspan="3">* 반짝손뼉
* 개똥벌레
*
*
*</td><td>팀대항</td><td colspan="4">불러라, 희귀물건 백화점, 곰발바닥, 텔레파시, 동물소리흉내내기</td></tr>
<tr><td>앉아
모두</td><td colspan="4">헤이손뼉치기(셀프), 재미있는 성격테스트, 나의 살던 고향은 가위바위보,
도깨비잡는 가위바위보</td></tr>
<tr><td>앉아
모두</td><td colspan="4">짜릿짜릿(의자), 불침번(의자), 감사과배복숭아(의자),
이웃을 사랑하세요(의자), 범인을 잡아라(의자)</td></tr>
<tr><td>Folk Dance</td><td>서서
모두</td><td colspan="4">마치마스게임</td></tr>
<tr><td rowspan="2">*
*
*</td><td>관계</td><td colspan="4">인간관계훈련 123, 통나무쓰러지기, 굴리기, 창작모양, 껍질벗기기</td></tr>
<tr><td>석별</td><td colspan="4">서로 안고 인사 나누기(돌면서)</td></tr>
<tr><td>Quiz</td><td colspan="5">준비물</td></tr>
<tr><td>*
*</td><td colspan="5">기타, 건전지, 기타줄, 악보대, 긴 천 20개, 호각, 공 4개, 청테이프, 음향장비,
마이크셋트(T자), 케이블, CD(댄스,마무리)</td></tr>
</table>

한국레크리에이션협회 www.krec.or.kr

2) 실외용 행사명: 남녀노소 관계활동

일시		대상		장소	
주관		전화		대형	

Program		
Song	Game	
*연가 *아리랑 목동 *조깨껍질 묶어 *고향의 봄 *과수원 길 *개똥벌레 *사랑을 위하여 *사랑으로 *만남	도입	환영인사, 마치마스게임, 즐거운 스트레칭 9종(악수돌리기, 손발엉치기, 12손뼉치기, 뒤팔걸고좌우상하, 안고좌우상하, 시소타기, 엉덩이뒤치기 8동작, 엉덩이앞치기 8동작, 동전돌리기)
	붐조성	좌우잘해봅시다(3번 치기), 노래하며 안마하며 123456, 집단만들기, 헤치기, 번호디스코
	짝쿵	업고 달리기, 달려가 풍선 안고 터트리기
Motion Song	팀대항	하나둘셋, 2인3각, 자석릴레이, 산넘고물건너, 소지품만리장성, 허리기차달리기, 계걸음달리기, 퀴즈동서남북(자료)
* * * * *	모두	세계의 인사놀이(하와이, 이스라엘, 중국, 스페인, 알라스카, 인도, 네팔, 뉴질랜드, 한국)
	모두	둘이살짝 손잡고 [내무네어내손네손 – 손잡고,팔걸고(왼오), 발걸고 귀, 코(왼오), 껴안고, 업어주고, 허리띠, 배꼽, 이마, 쭈쭈, 겨드랑이, 머리, 뽀뽀]
	모두	옆에 옆에 앉았다 일어나 가위바위보(업어, 안아, 볼기짝, 꿀밤, 허리간지럼, 쌀보리, 꽈배기, 안마, 흰머리, 쌀보리, 침놓기, 나는네로황제다, 애무, 간지럼, 귀깨물기)
Folk Dance	모두	기차놀이(산토끼발로가위바위보, 뛰면서 – 1,2,4,8,16,36,72)
* * * * * *	모두	참만나반가워요(첫사랑, 숨겨둔애인, 사진관, 키스하고픈, 결혼하고픈, 노래방, 디스코텍, 카바레, 초상집, 무덤, 동물원, 감옥, 사귀고 싶은 사람)
	관계 석별	인간관계훈련 123, 통나무쓰러지기, 굴리기, 창작모양, 껍질벗기기, 서로 안고 인사나누기(돌면서)
Quiz	준비물	
* *	기타, 건전지, 기타줄, 악보대, 긴 천 20개, 호각, 공 4개, 타이어 4개, 음향장비, 마이크셋트(T자), 케이블, 청테이프, CD(댄스, 마무리)	

한국레크리에이션협회 www.krec.or.kr

4
미세먼지와 물치료

최은미

숨

남해바다 섬아득히 산등선에 하얀구름
솜같은 풀밭에 누워 마음껏 숨쉬고 싶다

– 한광일 –

1) 물이란

물의 사전적 정의는 화학적으로 산소와 수소의 결합물이며, 생물이 생존하는 데 없어서는 안 될 색 · 냄새 · 맛이 없는 액체라고 되어있다. 천연적으로는 바닷물, 강물, 지하수, 우물물, 빗물, 온천수, 수증기, 눈, 얼음 등으로 존재한다. 생물체를 구성하고 있는 여러 물질 중에서도 물은 생물체 중량의 70~80%를 차지하며, 많은 경우에는 95% 정도를 차지하는 생물체도 있다. 우리 신체의 3/2가 물로 되어 있다.

인체 내에서의 물은, 물질대사에서 생긴 노폐물을 용해시켜서 체외로 배출시키는 역할뿐 아니라, 체내의 갑작스런 온도 변화를 막아주는 등 여러 가지 기능을 하고 있다.

인류가 원시적인 농업기술과 산업기술을 바탕으로 정착 생활을 하게 되었을 때 그 중요한 장소는 큰 하천 유역이었다. 인류 문명이 큰 하천을 중심으로 발달하게 된 까닭은 인체가 생리적으로 물을 요구한다는 기본적인 필요성 외에도 농경과 산업활동에서 물이 필수 불가결한 물질이기 때문이다.

물은 지구표면의 4분의 3을 차지하고 있으며, 지각이 형성된 이래 지구표면에서 매우 중요한 역할을 해왔다.

즉, 바다와 육지에 있는 물이 증발하여 대기 중의 수증기가 되고, 이 수증기가 응축 · 집적되어 구름 · 안개가 되며, 다시 비 · 눈 · 우박 등의 상태로 지표면에 내리는 물의 순환을 통하여 지구표면의 육지나 섬의 형태를 끊임없이 변화시켜 왔으며, 지구상의 기후 변화를 좌우해 왔다.

이렇듯 인류의 생활과 물은 매우 긴밀한 관계를 유지해 왔기 때문에, 물을 잘 이용하고자 하는 인류의 노력은 끊이지 않고 계속됐으며, 물에 관련된 여러 가지 속설이 많이 나온 것도 당연한 일로 생각된다.

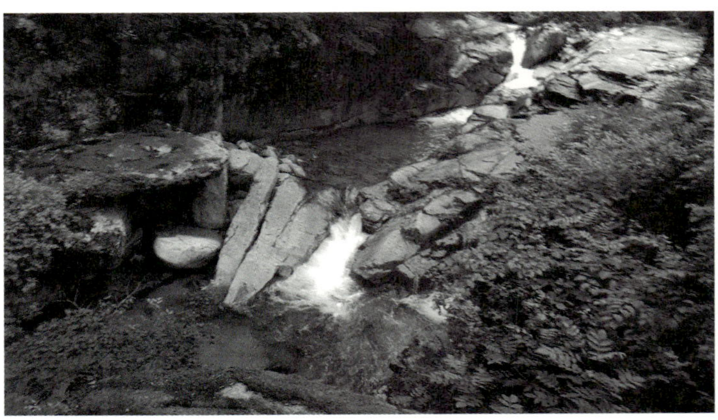

2) 물과 건강

(1) 물의 효능

우리나라 사람들이 하루에 마시는 물의 양이 세계보건기구(WHO)가 권장하는 양보다 훨씬 적은 것으로 나타났다. 2012년 한 기업이 우리나라 사람 1,099명을 대상으로 하루에 물을 얼마나 마시는지 설문 조사를 했다. 그 결과 하루에 물을 5~6컵 마신다는 사람이 30퍼센트, 3~4컵을 마시는 사람은 28퍼센트였다. 하루 1~2컵밖에 안 마신다는 사람도 11퍼센트나 됐다.

세계보건기구가 권장하는 물의 양은 하루 1.5~2리터로 200밀리리터 컵으로 8~10컵이나 되는 양이다. 과학자들은 건강을 위해 음료수나 음식이 아닌 순수한 물을 하루 1.5~2리터 마시라고 권장하고 있다.

여름에 기온이 올라가고 활동량이 늘어나면 우리 몸이 필요로 하는 물의 양이 상대적으로 많아진다. 고온에서는 땀이 많이 나고, 야외에서는 햇볕 노출이 커져서 수분의 피부 증발로 인한 손실도 크며, 등산 · 자전거 · 달리기 등 운동을 할 때는 호흡량 증가로 인한 수분 필요량도 커지기 때문이다.

세계보건기구(WHO)가 권고하는 성인의 하루 물 섭취량은 8컵(1컵 200ml) 이상이다. 야외활동이나 운동 중에는 여기에 10% 이상 수분 보충이 더 필요하다.

물은 마신 지 20분이 지나야 체내에 흡수된다. 따라서 갈증을 느꼈을 때 마시는 물은 시원한 느낌만 줄 뿐 당장 심장에 도달한다거나 혈액농도를 조절해 주지는 못한다. 따라서 야외활동이나 운동 시에는 활동 2시간 전에 한 번, 10여 분 전에 또 한 번 2~3컵 정도를 충분히 마시는 것이 바람직하다. 야외활동이나 운동 중에는 목이 마르지 않더라도 20분 간격으로 물을 한 컵 이상 마시면 좋다.

끓여서 시원하게 한 보리차나 전해질 보충에 도움이 되는 소금을 약간 탄 물, 스포츠음료, 먹는샘물 등이 좋다. 특히 야외에서는 약수나 지하수 등을 무심코 마시기 쉬운데, 기온이 갑자기 상승할 경우에는 세균이 번식할 수 있으므로 주의가 필요하다. 또 신장병이나 간경화, 심부전 환자들이 과도하게 물을 섭취하면 부종을 유발할 수도 있다. 역류성 식도염 등도 악화될 수 있으므로 질병이 있는 사람은 야외활동 중이라도 의사의 지시에 따라 물 섭취량을 지켜야 한다.

물은 인체 내 노폐물을 희석 · 배출하며, 세포가 영양분을 섭취하도록 도와 체온조절과 척추 및 관절의 충격 완화 역할을 하는데, 물이 부족하면 유해물질이 쌓여 요로결석, 구취, 구강건조증, 변비, 피로감 등에 시달릴 수도 있다.

(2) 하루의 물 섭취량

하루 동안 섭취해야 하는 물의 양은 우리 몸에서 공기 중으로 증발하는 수분의 양에 비례한다. 키와 몸무게에 따라 증발하는 수분의 양이 달라지기 때문에 하루에 섭취해야 하는 물의 양은 키와 몸무게를 더하고 100으로 나눈 값과 같으며, 표준 체형의 여성인 경우 2리터 정도면 충분하다고 한다. 지나치게 마실 경우에는 물 중독으로 인한 사망이라는 극단적인 사태가 발생할 가능성도 있으니, 적정량을 조절하여 마시는 것이 중요하다.

(3) 몸에 수분이 부족하면

우리 몸에 수분이 부족하면 소화기와 신장, 뇌 등 모든 장기의 활동이 느려진다. 섭취한 음식이 몸에 흡수되기까지 모든 소화 과정에서 물이 꼭 필요하다. 자주 체하고 소화제를 달고 산다면, 평소 하루에 마시는 물의 양이 어느 정도인지 확인해보는 것이 좋다. 반면, 식사 전후에 바로 마시는 물은 소화액을 희석시켜 오히려 소화에 방해가 되고, 당분의 흡수를 촉진해 살이 찌는 원인이 되니, 식사 전후 30분에서 1시간 사이에 마시는 것이 좋다.

(4) 몸을 구성하고 생명을 유지하는 물

물은 아무 맛도 없고 열량도 없다. 하지만 매우 중요한 영양소라는 사실을 알고 있어야 한다. 영양소는 탄수화물, 단백질, 지방, 비타민, 무기질 이렇게 5대 영양소로 나누어지는데 여기에 물을 더해 6대 영양소로 이야기하기도 한다. 물은 우리 몸의 70퍼센트를 차지하는 가장 중요한 물질이기 때문이다.

우리 몸을 돌고 도는 혈액은 물론 심장과 간, 근육, 세포 등에 물이 아주 많은 부분을 차지하고 있다. 우리 몸의 지방이나 단백질이 절반가량 없어져도 살 수 있지만 물을 10퍼센트만 잃어도 위험한 상태가 되고, 20퍼센트 이상을 잃으면 목숨을 잃게 된다.

그런데 우리 몸은 물을 계속 사용하고 있다. 더워서 땀이 날 때도 숨을 내쉴 때도 물이 몸 밖으로 조금씩 빠져나간다. 몸에서 물이 가장 많이 빠져나가는 것은 오줌이다. 오줌은 90퍼센트 이상이 물인데, 아미노산이 분해되면서 나온 찌꺼

기인 요산처럼 몸에 필요 없는 물질을 오줌을 통해 몸 밖으로 버리는 거다. 사람은 하루에 1.5~2.5리터의 물이 몸 밖으로 빠져나가는데, 그 잃은 만큼의 물을 음식에 든 수분을 섭취하거나 물을 마시는 것으로 채우고 있다. 몸에 있던 물의 약 1~2퍼센트가 줄어들면 우리는 목이 마르다고 느끼게된다. 나트륨이 많이 든 짠 음식을 먹었을 때도 몸속의 나트륨 농도를 일정하게 유지하기 위해 물을 많이 마시게 된다. 반대로 물을 많이 마셨을 때는 오줌을 눠서 몸속 수분의 양을 일정하게 유지한다.

(5) 매일 아침 변비로 고생한다면 물 마시는 습관 체크하기!

변비는 변이 대장을 통과할 때, 대장에서 수분을 지나치게 많이 흡수하면서 발생하게 된다. 그렇기 때문에 몸에 수분과 미네랄이 부족하면 변이 소장과 대장을 거치면서 단단해지게 된다. 하루에 마시는 물의 양과 횟수를 늘리고 부드러운 섬유질을 함유한 음식과 물을 함께 섭취하면 변비의 고통에서 벗어날 수 있다. 특히 매일 아침 공복 상태에서 마시는 차가운 물 한잔은 변비에 특효약이라고 한다.

(6) 피로는 물 때문

체내에 수분이 부족해지면 세포에 노폐물이 쌓이고 에너지 대사도 느려져 온몸이 무기력해지고 피로감이 몰려오게 된다. 특히 땀을 많이 흘리는 여름철에는 야외활동을 조금만 해도 쉽게 지치고 피로해지기 쉬운데, 수분 부족이 장기화할 경우 편두통으로 발전하거나 어지럼증이 발생할 수 있으니 물 마시는 것을 습관화하는 것이 가장 좋은 해결책이라고 볼 수 있다. 흔히 우리는 잠자기 전에 물을 많이 마시면 수면에 방해가 되고 얼굴이 부을까 걱정하지만, 잠자기 30분 전 반 잔에서 한 잔 정도의 물을 마시면 숙면에 도움이 된다고 한다. 그렇지만 너무 많이 마시면 중간중간 잠에서 깨게 되므로, 두 잔 이상 마시지 않는 것이 좋다.

(7) 물을 대신할 수 없는 커피와 음료수

한 가지 꼭 유념해두어야 할 것은 물이라고 다 같은 물이 아니라는 점이다! 커피나 음료수는 물을 대신할 수 없다. 우리 생활 속의 일부가 되어버린 커피와 녹차 등에는 카페인이 들어 있다. 카페인은 우리 몸의 이뇨작용을 촉진하기 때문에 마신 물의 양보다 훨씬 많은 양의 물을 몸 밖으로 배출시킨다. 아메리카노와 믹스커피 없이는 하루도 못 산다면 물을 더 많이 마시면서 수분 보충을 해줘야 한다.

(8) 때에 따라 다르게 마셔야 한다.

일반적으로 아침에 마시는 찬물은 위와 장의 움직임을 활발하게 해 변비에 도움이 된다는 결과 보고가 있다. 하지만 손발이 차고 소화기관이나 폐가 약한 경우에는 찬물이 혈액순환에 방해가 되기도 한다. 여름에는 몸은 뜨겁고 몸속은 차가워지기 쉽기 때문에 찬물을 마실 때 더욱 주의가 필요하다. 일반적으로는 11~15℃ 사이의 약간 시원한 정도의 물이 체내 흡수가 가장 빠르다고 한다.

(9) 물을 많이 마시면 몸에 좋다?

물은 음식물의 소화 · 흡수를 돕고 분해된 영양소를 각 기관으로 전달해준다. 아침에 일어나서 공복에 마시는 물은 약수(藥水)다. 밤사이 몸속에 쌓인 노폐물을 씻어주고 위와 장의 활동을 촉진시켜 변비를 막아준다. 또 위산이 과다하게 나오는 것을 방지해 아침 식사에 도움을 준다.

우리 몸의 60~70%는 물이다. 혈액의 94%, 폐와 간의 86%, 근육의 70~80%, 뇌와 심장의 75%, 콩팥의 74%, 심지어 뼈도 22%가 물이다. 체내 수분이 1~2%만 부족해도 몸은 이상 신호를 보낸다. 바로 갈증이다. 이를 계속 방치하면 피로감 · 근육 감소 · 현기증 · 집중력 약화 등의 증상이 나타난다. 몸속 수분을 10% 상실하면 심근경색 · 심장마비 위험이 급증하고, 20% 이상 잃게 되면 생명에 적신호가 켜진다.

'물=건강'이라는 공식은 상식으로 통한다. 물을 많이 마셔야 건강하게 산다고 생각하는 사람들이 적지 않다. 혹자는 특정 질병을 예방한다는 믿음도 갖고 있다. 하루에 물을 6잔 이상 마시면 2잔 이하를 마시는 사람에 비해 결장암에 걸릴 위험이 절반으로 줄어든다는 얘기도 있다.

물도 음식이다. 마셔야 한다. 음식이 소화 · 흡수되는 과정과 동일하게 물도 체내에서 작용한다. 위로 들어간 물은 장에서 흡수되며 각 세포조직으로 전달된다. 물을 공급받은 세포는 혈액순환을 원활하게 하고, 영양소와 산소를 공급한다. 물은 신장 등 모든 장기를 거쳐 호흡으로, 피부와 대변으로 배출되며 대부분은 소변으로 빠져나간다.

물은 많이 마실수록 좋다? 과연 그럴까. 무조건 많이 마시는 것만이 능사는 아니다. 물 자체는 음식과 달리 씹히지 않아 자꾸 마실 경우 위장에 부담을 준다. 과일이나 채소로 수분을 섭취하는 것과 물을 마시는 것은 근본적으로 다르다. 과일이나 채소에 있는 수분은 그 자체로 유기적으로 결합해 씹는 과정을 통해 침이 섞여 들어가 소화 · 흡수가 쉽다.

우리 몸은 나트륨이 일정 농도로 유지돼야 한다. 그런데 물을 너무 많이 마시면 혈액 속의 나트륨 농도가 낮아지는 저나트륨혈증이 생긴다. 이럴 때는 얼굴, 팔다리 등이 붓는다. 특히 신장병, 당뇨병, 심장병 환자는 물을 많이 마시면 안 된다. 신부전증 환자는 소변 배출이 원활하지 않아 물이 필요 이상으로 몸에 쌓이게 되면 장기들이 붓는다. 간경화증 환자는 복수가 차기도 한다.

김문재 인하대병원 교수는 "뇌세포가 물로 팽창하면 두통이 생긴다. 심하면 뇌가 붓거나(뇌부종) 혼수상태에 빠질 수 있다."고 말한다.

물을 충분히 마신 후에는 소변 색깔이 깨끗하게 보인다. 정말 깨끗해진 것일까. 아니다. 소변에서 나오는 독소나 찌꺼기의 양은 같다. 많은 양의 물로 희석돼 맑게 보이는 것뿐이다.

전문가들은 물의 과다 섭취를 경계한다. 《소박한 밥상》의 저자 헬렌 니어링은 "갈증이 나지 않을 때도 물을 마시는 동물은 유일하게 인간뿐"이라며 "매일 생과일을 먹기 때문에 물을 마실 필요가 별로 없다."고 역설한다. 미국 펜실베이니아 대학 연구팀은 "물이 건강에 이롭기 때문에 무조건 많이 마셔야 한다는 주장을 입증할 만한 과학적 증거는 없다."고 밝혔다.

영국의 마거릿 매카트니 박사는 〈영국 의학 저널〉에 기고한 글에서 "물을 하루 8잔 마시는 것은 지나치며 오히려 건강을 해칠 수 있다."고 경고한다. 물 8잔은 세계보건기구(WHO)가 건강에 좋다고 권고한 수치다. 그는 "물을 너무 마시면 신장의 손상을 유발할 수 있다."고 지적한다. 이영기 강남성심병원 교수도 "특정 질환이 있는 사람은 물론이고 일반인도 물을 너무 많이 마시면 오히려 물 중독증 등 심각한 상황을 맞을 수도 있다."고 경계한다.

3) 왜 사람들은 물을 마셔야 하나?

(1) 물을 마셔야 하는 7가지 이유

① 물은 지방, 탄수화물 그리고 칼로리도 0인 착한 음료이다.

② 물을 꾸준히 마시면 심장병 및 암 예방에도 효과적이다.

③ 수분이 부족할 경우 쉽게 피로해지고 무기력해질 수 있다.

④ 꾸준한 수분 섭취는 피부를 맑고 투명하게 만들어준다.

⑤ 체내에 수분이 부족할 경우 두통을 유발하게 된다.

⑥ 몸 안에 쌓여있는 노폐물 배출을 돕는 역할을 한다.

⑦ 위산 분비를 억제시켜 소화 장애를 완화시키는 역할을 한다.

(2) 따뜻한 물을 마셔야 하는 12가지 이유

① 체중감량

체중을 줄이고 싶다면 신진대사를 원활하게 하는 온수를 마시길 권한다. 아침에 일어날 때 따뜻한 물에 레몬을 넣어 마시면 체지방 분해에 도움이 된다.

② 답답한 코와 목에 도움이 된다.

온수는 감기, 기침과 인후염의 자연 치료제다. 가래(담)를 용해해서 기도를 뚫어주고 목의 염증을 가라앉히며 코도 뚫린다.

③ 생리통 완화

따뜻한 물의 열이 복근을 이완시켜서 생리통과 경련을 낫게 한다.

④ 해독

따뜻한 물을 마시면 체온이 상승해서 땀이 나는데, 이때 몸의 독소가 배출된다. 마시기 전에 레몬즙을 넣으면 최상의 효과를 볼 수 있다.

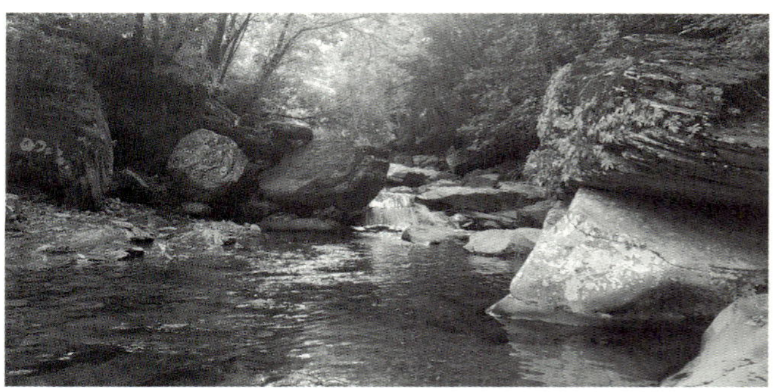

⑤ 조기노화예방

체내 독소를 없애야 하는 이유는, 독소가 노화를 촉진 시키기 때문이다. 또한 따뜻한 물을 마시면 활성 산소로 손상된 피부세포 재생을 도와 피부에 탄력을 더해준다.

⑥ 뾰류지, 여드름 예방

따뜻한 물은 몸속을 정화시켜서 여드름을 유발하는 근본 원인을 제거한다.

⑦ 모발을 건강하고 생기있게

살짝 열이 오를 정도의 따뜻한 물은 모근에 활력을 더해줘서 모발이 부드럽고 윤이 나도록 한다.

⑧ 모발성장촉진

모근에 활력이 생기면 좋은 점이 또 하나 있는데, 바로 모발 성장이다. 모근에 정상적으로 활동하기 시작하면 모발이 자라는 속도가 빨라진다.

⑨ 비듬예방

따뜻한 물은 두피를 촉촉하게 해줘서 각질이나 비듬이 생기는 걸 막는다.

⑩ 혈액순환, 신경계 개선

따뜻한 물을 마시거나 목욕을 함으로써 근육과 신경이 제 기능을 하고, 혈액 순환을 개선시켜 준다. 게다가 신경계 주변에 쌓인 지방을 분해해서 신경계를 건강하게 유지시켜 준다.

⑪ 소화

식사 중에 혹은 식후에 찬물을 마시면 먹은 음식의 지방을 경화시킨다는 연구 발표가 있다. 음식을 섭취할 때 찬물을 마시면 장 내벽에 침윤 현상이 생겨서 장기적으로 장암을 유발할 수도 있다.

찬물을 따뜻한 물로 대체하면, 이런 문제에서 벗어나게 된다. 또한 따뜻한 물은 소화에 도움이 된다.

⑫ 배변

따뜻한 물을 마시면 변비를 예방할 수 있고 장운동이 원활해져서, 배변 시 통증도 사라진다. 또한 위장에 남아있던 음식 찌꺼기를 분해하고 부드럽게 만들어서, 장 내벽에 자극을 주지 않고 매끄럽게 이동시켜 준다.

매일 아침 일어나 따뜻한 물을 마시고 몸이 차가운 체질인 사람은 항상 따뜻한 물을 마시고 찬물은 가급적 멀리하는 노력만 해도 많은 부분에서 변화가 있을 것이다.

(3) 잠들기 전 '물 한잔'을 꼭 마셔야 하는 이유 7가지

아침에 마시는 물이 건강에 좋은 만큼 잠들기 전에 마시는 물도 '보약'과 같다. 작은 질환 하나에도 큰 도움을 줄 수 있는 것이 바로 물인데, 이러한 물을 우리가 쉬는 동안 섭취하면 몸의 기능을 신속하고 원활하게 만들기 때문이다. 잠들기 전 수분 섭취는 수면 중 갈증이 생기지 않게 하며, 다음 날 몸 상태를 개운하고 가볍게 유지할 수 있다.

'잠들기 전 마시는 물 한잔'이 얼마나 좋은 효과를 주는지 확인해보자.

단 위장 장애를 가진 사람들은 잠들기 전 물을 마시면 위산 분비를 촉진시켜 통증을 유발해 수면에 방해가 될 수 있으니 유의하자.

① 눈 건강 회복

장시간 모니터, 스마트폰을 주시하는 현대인들에게 눈의 피로는 일상적인 질환이다. 몸에 수분이 충분해야 눈을 보호할 수 있는 눈물 분비가 왕성해지는데, 잠들기 전 물 한 잔으로 눈에 수분을 충전할 수 있다. 취침 전 섭취한 물이, 자는 동안 몸과 눈에 수분을 보충해 주는 것이다. 물 한 잔으로 작은 질환 하나도 예방할 수 있다는 것을 유념해두자.

② 수면 장애 예방

취침 후 20~30분 이상 잠들지 못하는 사람들에게 '잠들기 전 물 한잔'이 보약이 될 수 있다. 실제로, 수면 장애 치료방법에는 잠들기 전 따뜻한 물 한 잔, 취침 중간에 깨면 다시 따뜻한 물 한 잔 마시는 것을 권한다. 편안한 잠자리를 만들고 싶다면 잠들기 전에 물 한 잔씩 마셔 보도록 하자.

③ 동안 피부 유지

잠들기 전 수분 섭취가 피부를 촉촉하고 탄력 있게 만들어준다는 것은 누구나 아는 사실일 것이다. 피부 노화를 늦추는 물 한잔으로 동안 피부를 만들어보자.

④ 피로해소

물은 우리 몸에 훌륭한 피로해소제로, 자는 동안 스트레스와 불안감, 우울감을 줄이는 데 도움이 되고, 정상적인 수면리듬을 되찾게 한다. 자는 동안, 물이 각 세포에 산소를 운반하는 것을 도와 우리 몸에 활력을 불어 넣어주는 것이다. 물 한 잔으로 기진맥진한 몸의 피로를 '싹~' 날려보자.

⑤ 심근경색, 뇌경색 방지

잠들기 전 수분 섭취는 심근경색과 뇌경색을 예방하는 것으로 잘 알려져 있다. 새벽이나 아침에 심근경색 또는 뇌경색이 잘 발생하는 이유는, 자는 동안 많은 양의 수분이 손실돼 혈액이 끈적거리고 탁해졌기 때문이다. 이를 예방하려면 잠자기 전 물 한 잔 섭취하는 것이 도움이 된다.

⑥ 취침 중 다리 경련 방지

잠들기 전 수분 섭취는, 취침 중에 발생하는 다리 경련을 방지할 수 있다. 다리 경련은 다리 근육이 물을 필요로 하기 때문에 발생하는데, 잠들기 전 물 한 잔이 이를 보충해 주는 것이다.

⑦ 장운동(변비 해소, 소화불량 해소)

변비에 물이 좋다는 것은 누구나 아는 사실이다. 특히, 잠자기 전 수분 섭취는 장운동을 촉진시켜 아침 배변을 수월하게 만든다. 아랫배가 걱정된다면 잠자기 전 물 1~3잔 정도 마시는 습관을 들여보자.

(4) 물을 건강하게 마시는 방법

① 물은 부종의 원인 중 하나인 나트륨의 몸속 배출을 원활히 해주어 몸의 붓기를 빼는 데도 도움이 된다.

② 물은 피로해복에 좋다. 체내에 물이 부족하면 세포 내 물질대사도 느려져

노폐물도 쉽게 쌓여 만성 피로까지 올 수 있다.

③ 물은 우리 몸에 쌓여있는 미세먼지를 배출하고 건조한 날씨엔 호흡기가 건조하여 감기에 걸리기 쉬운데 호흡기에 수분을 보충해 주어 이물질을 잘 걸러 낼 수 있도록 도와준다.

④ 물은 변비를 완화 시켜준다. 몸에 수분이 부족하면 소장과 대장을 거쳐 변이 딱딱해지기 때문에 충분한 수분 섭취가 필요하다.

피로가 쌓이고 지친 일상 속에 보약을 지어 먹거나 몸에 좋다는 각종 건강기능식품을 챙겨 먹어야 할 것 같은 생각도 드는데, 무언가 특별한 것은 없을까? 특별한 것을 찾기보다는 내 주변에서 쉽게 찾을 수 있는 물에 대해 집중해보는 것은 어떨까?

우리 몸의 70%를 차지하는 필수요소 중 하나인 물은, 체온조절, 혈액순환, 영양소 운반 등 중요한 대사과정에 쓰이며, 일반적으로 소변이나 땀으로 하루 2.5리터의 수분이 배출되기 때문에 별도로 수분 섭취가 필요하다.

몸속의 수분이 부족하면 만성탈수 등으로 혈액의 농도가 높아져 쉽게 피로해지고 무력해질 수 있으며 두통, 변비, 비만 등의 증세도 생길 수 있으므로 물을 충분하게 섭취하는 것이야말로 매일 지켜야 하는 우리의 일상이라 할 수 있다.

그렇다면 이렇게 중요한 물을 어떻게 마셔야 건강하게 마셨다고 할 수 있을까?

중국인과 일본인은 식사 중에 찬물을 마시는 것이 아니라, 뜨거운 차를 마시는데 이런 습관을 우리가 받아들여야 할 때인 것 같다.

식후에 한 잔의 찬물을 마시는 것은 좋다. 그러나 찬물은 방금 먹어버린 기름기를 응고시며 소화를 느리게 한다. 그 찌꺼기가 산과 반응하면 깨지고 다른 고형 음식물보다 빨리 장에서 흡수될 것이다.

그리고 이는 곧 지방으로 바뀌고 그것이 암을 일으킬 수도 있는 것이다. 식사 후에는 뜨거운 국이나 따뜻한 물을 마시는 것이 최선이다.

4) 물 치료

물을 이용하여 질병을 치료하거나 예방하는 대체의학을 수치료라고도 한다. 물을 직접 마시거나 사우나와 목욕 등을 통해 물로 몸을 씻거나 운동을 통하여 땀을 흘리는 등 다양한 방법이 있다. 순환활동을 돕고 노폐물이나 독소를 제거하는 효과를 얻는다.

물은 음식보다 더 중요한 기능을 한다. 커피나 다른 음료로 대신할 수 없다. 목이 마를 때까지 기다리면 인체 세포까지 탈수를 겪는다.

- 뇌는 늘 목말라 한다.
- 목마름은 과식과 비만을 일으킨다.
- 물은 지방을 녹여낸다.
- 물은 자연 항우울제다.
- 탈구로 야기된 생리적 요인이 암세포를 형성할 소지를 준다.
- 탈수는 DNA 손상을 일으킨다.
- 탈수는 면역 시스템을 억압한다.
- 만성적 탈수는 암의 일차 범인이다.

인체는 소변과 호흡, 땀으로 배출되는 수분 손실을 보충하기 위해 하루에 1.9리터 이상의 물과 약간의 소금(1.14리터당 4분의 1티스푼)을 필요로 한다.

아침에 일어나자마자 두 잔, 식사 30분 전 한두 잔, 식사 후 2~3시간이 지난 후 섭취한 음식량에 따라 240~360CC를 마셔야 한다. 땀을 흘리면 더 섭취해야 한다.

물을 통한 치료원리는 매우 오래된 것으로, 고대 그리스의 의사 히포크라테스도 기원전 4세기경 치료 효과를 위해 샘물을 마시고 목욕을 하는 등의 처방을 내놓은 바 있다. 또한 고대 로마인들은 온천을 활용하였고, 16세기에는 무기염류 온수를 이용한 물치료법이 유행하였다. 오늘날에 들어와서는 온천은 물론 광천수나 약수 등을 건강증진에 많이 이용하고 있다.

일반적으로 물을 이용한 치료법을 말하고 있지만, 건강유지방법으로 이용되기도 하였다. 오늘날 물의 다양한 효과에 대한 연구와 임상응용이 많이 밝혀져 이용 범위가 확대되어 가고 있다. 예로부터 물치료는 진통이나 전신 순환에 주로 활용하였으며, 이러한 효과를 더욱 높일 수 있는 질병치료법으로 냉온교호욕(冷溫交互浴)이 있다.

이는 음양개념을 이용한 치료법으로, 교감 · 부교감 신경을 선택적으로 자극하여 음양 평형을 이루어 건강을 유지하는 좋은 방법이다. 이는 냉수에서 시작하여 온수로 끝나는데, 각각 1분씩 9~11회를 반복한다. 물의 온도는 냉수 14~16℃, 온수 40~42℃가 적당하다. 이 방법은 건강을 위하여 항상 응용하지만, 특히 교원성(膠原性) 질환이나 대사성(代謝性) 질환에 효능이 뛰어나, 성인병에 많이 이용한다.

이 밖에도 ≪동의보감≫ 중에 발한(發汗)을 이용하는 각탕법(脚湯法), 약물의 효능과 물의 효능을 같이 활용하여 특정한 목적으로 활용하는 약탕목욕법(藥湯沐浴法) 등이 있다. ≪포박자≫에 장내(腸內)가 깨끗하면 장수할 수 있다고 한 뒤로 동서양에서 이 분야에 대한 연구가 다양하게 시도됐고, 장내세척(腸內洗滌)의 중요성이 차츰 구명되고 있다. 이러한 장내의 청결을 목적으로 활용하였던 건강법 중 단식요법은 숙변(宿便)의 제거는 물론 자연치료력의 보강이라는 측면에서도 예로부터 많이 응용되었다.

고대 그리스의 시인 호메로스는 자신의 시에서 "냉수욕은 개인의 위생을 위해, 온수욕은 운동 후 치료 목적으로 이용한다."고 했다. 철학의 아버지 탈레스는 '물은 모든 생명의 근원'이라고 했고, 아리스토텔레스는 이것을 증명했다. 히포크라테스는 물이 사람의 성격에 영향을 미친다고 했고, 로마에서는 수로와 온천이 발전됐다. 1571년 베니스에서 출판된 Andrea Bacci의 'De Thermis'에 따르면 물을 이용한 요법들이 의사 양성과정의 의학적 훈련으로 활용될 정도였다. 과거 의술의 중심에 물이 있었던 것이다.

동양에서는 상선약수, 즉 물처럼 사는 것이 최고선이라고 하며 물의 덕을 기린다.

계명대의대 동산병원 소아청소년과 김흥식 교수는 "세계보건기구에서는 20세기의 전쟁은 석유(black gold) 쟁탈전이고, 21세기의 전쟁은 깨끗한 물(blue gold) 쟁탈전이 될 것이라고 했다."며 "깨끗한 물을 마시기만 해도 전체 질병의 80%는 제거할 수 있다고 한다."고 말했다. 실제 세계의 3대 장수마을인 훈자와 코카서스, 발카밤바는 고산지대의 깨끗한 공기와 맑은 물이 장수의 가장 큰 요인으로 작용한다고 알려져 있다.

물을 이용한 질병 치료의 예로 가슴앓이를 예방하고 치료한 기록이 있다. 실제 탈수증상으로 인한 가슴 통증이 유발되는 것을 해결해주기 때문이다. 관절염의 예방과 치료에도 물이 도움이 된다. 이는 아픈 관절이 물 부족으로 인한 경우가 있기 때문이다. 요통과 척추뼈의 교착 관절염이 척추관과 디스크에 물이 부족하여 발생하기도 하고 협심증, 후두염 등에도 물이 도움이 된다.

잦은 물 섭취는 다이어트에도 효과적이다. 식사 전 한 컵씩만 마셔도 6개월에 4㎏의 체중이 감량된다. 편두통, 대장염, 천식, 고혈압 등도 모두 부분적으로는 물과 관련되어 나타날 수 있는 증상이다. 당뇨병, 통풍 등도 물과 관련이 있다. 독일에서는 100년 이상 된 물을 이용한 '메디시티'가 있어 여기서 치료용 물을 마시고 노인들이 휴양, 물리치료 등을 하며 공원에서 음악회를 개최하기도 한다.

프랑스 비시의 물공원에서도 사람들은 의사의 처방에 따라 미네랄 함량이 다른 15가지 종류의 물을 마시고 물치료사가 마사지를 해주고 물 속에서 체조를 하고 관절 운동을 하고 있다. 3일~1주일 정도의 다양한 프로그램이 있어서 이런 치료는 의료보험에서 부담을 해준다고 한다.

김 교수는 "물치료 의사의 말로는 물치료는 보조치료 개념으로 사용해 약물치료로 안 되는 환자에게 도움이 되고, 환자에게 약물사용량을 줄일 수 있는 장점이 있다."고 설명했다. 이는 결국 의료비 감소효과도 나타난다.

이처럼 물의 의학적 이용은 광천수의 음용, 온천수 목욕, 여러 가지 수치료 시설을 이용한 수중운동, 재활치료 등이 있다. 요즘은 요가, 명상 등의 웰빙 활동과도 연관해 이용하고 있다. 일본 구마모토에서는 아소산에서부터 내려오는 지하수를 각 가정의 수도로 보내어 사용하고 있다. 구마모토시는 화산지역으로, 물이 지하로 쉽게 스며들고 미네랄 함량이 낮아 이것을 보완하기 위해 당근밭을 빌려 몇 개월씩 강물을 가둔 후 지하수에 미네랄 함량을 보충하는 방법을 쓰기도 한다.

물을 이용한 치료는 지금도 재활의학과 등에서 활발히 사용하고 있으나, 정신건강의학과에서는 사용하고 있지 않다. 그러나 유럽의 온천 도시에는 아직도 소규모의 사설 수치료 클리닉이 성행하며, 우리나라 등 각국에서도 고급 스파가 휴식과 이완을 제공한다는 점에서 인기를 얻고 있다.

산업혁명 이후 도시화가 급격히 진행되면서, 삶과 인간관계가 점점 복잡해지고 전 시대와 비교할 수 없이 속도가 빨라졌다. 그 결과, 오늘날의 개념으로 보면 '스트레스'에 의해 발생했다고 볼 수 있는 불안, 긴장, 두통, 신체 증상, 불면과 같은 가벼운 정신적 문제가 급격히 늘어났고, 어떻게든 이를 해결해야만 할 필요성이 생긴 것이다. 이런 모호한 증상들을 통틀어 신경증, 신경쇠약이라 불렀고, 그 치료법으로 유럽에서는 온천에서의 휴양과 수치료가, 미국에서는 휴식 치료가 보급되었다.

라이프스타일 및 사회적 환경의 변화는 새로운 문제를 만들어내는 법이고, 현대사회에 만연한 공공의 적인 스트레스로 인한 여러 문제들은 19세기 초부터 시작되었다는 것을 알 수 있다. 어찌 보면 핵심은 '휴식'이었는데, 마침 온천이 근처에 있었고, 온천욕에 휴식과 이완의 효과가 있었기에 수치료가 한때 각광을 받았던 것이다. 지금도 '적극적으로 아무것도 안 하기'와 같은 적극적 휴식이 스트레스 관리의 효과적 처방으로 꼽힌다. 더 나아가서 '멍때리기'와 같이 뇌의 이완을 통해 뇌에 휴식을 주는 것도 몸의 이완만큼 꼭 필요한 일이다.

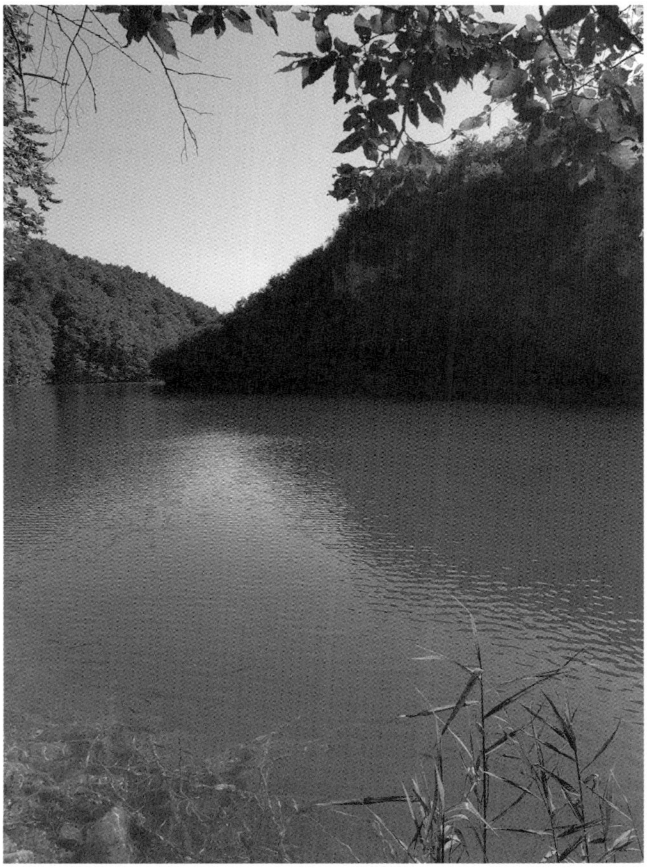

5

미세먼지와 음식치료

서숙희

놀자

벗이여 힐링하자 산천을 벗삼으니
우주와 하나되고 행복은 온누리에
나는야 이팔청춘 철부지 인생살이

– 한광일 –

미세먼지란 여러 가지 복잡한 성분을 가진 대기 중 부유 물질로 지름이 10마이크로미터보다 작고 2.5마이크로미터보다 큰 입자를 말하며 대부분 자동차의 배기가스나 도로 주행 과정에서 발생하는 먼지에서 생성된다.

미세먼지와 중금속이 우리의 일상 속에 스며있는 요즈음, 우리가 매일 먹는 음식으로 건강을 지켜야 한다. 계속되는 최악의 미세먼지 공습에 호흡기질환을 호소하는 사람들이 늘고 있다. 외출 시 마스크를 착용하며 외출 후 옷에 먼지를 털고 샤워를 하는 것도 중요하지만 미세먼지에 좋은 음식 섭취와 좋은 식물을 실내에 두는 것도 심신 안정과 공기정화에 도움이 된다. 따라서 미세먼지에 좋은 음식과 요리들을 소개하고자 한다.

미세먼지는 호흡기에 직접 침투하기에 마스크 등으로 최대한 체내에 유입되는 것을 막아야 하며, 이미 몸 안에 들어온 미세먼지 배출을 돕는 음식을 섭취하여 관리를 해야 한다. 미세먼지 배출에 좋은, 대부분 중금속 배출에 효과가 좋으며, 비타민 E보다 수천 배 이상 강력한 항산화 작용을 하며 유해한 물질을 차단하는 효과가 있는 세레륨이 들어간 음식을 섭취하는 것이 좋다.

1) 식물성

도라지

호흡기에 좋은 약재로 많이 쓰이는 도라지는 대표적인 알칼리성 식품으로 가래, 기침, 천식의 완화에 도움을 주며, 섬유질이 많고 비타민과 무기질이 풍부해 면역력 강화에도 좋다. 특히 쓴맛을 내는 주요 성분인 사포닌은 기관지와 호흡기 건강에 좋은 것으로, 음식으로 애용 도라지만으로 볶아서 마늘과 파를 넣어서 만들면 된다. 오이와 같이 식초를 넣어서 더욱 새콤·상큼하게 만들어도 좋다. 특히 성장기 어린이들의 뼈 건강에도 좋은 식품으로 미세먼지에 대비해서 도라지는 꼭 섭취하면 좋겠다.

미역

미역은 산후조리에 좋기로 유명하지만, 중금속을 몸 밖으로 배출하는 알긴산을 함유하고 있어 미세먼지가 심한 날에 섭취하면 효과가 좋다. 해조류는 만져보면 끈적끈적한 느낌, 이런 걸 알긴산이라 하는데 알긴산이 바로 몸속의 노폐물과 독소를 배출해서 피를 맑게 해주는 역할을 하고 그 밖에 철, 칼슘, 칼륨 등이 풍부하게 함유되어 신진대사를 원활하게 하는 데 도움이 된다. 톳, 파래, 매생이도 알긴산이 포함되어 있는 대표적인 식품이다. 그 외에도 시금치의 2.5배, 우유의 13배에 달하는 칼슘이 들어있어 뼈를 튼튼하게 해주고, 골다공증까지 예방해주며, 부종을 억제하는 데도 탁월한 효과를 보인다.

브로콜리

브로콜리는 비타민 C가 풍부하고, 소화력이 떨어질 때 도움을 준다. 브로콜리는 삶아서 초장에 찍어서 먹기도 하지만 스파게티를 할 때도 많이 사용하는데, 이와 비슷하게 케일도 마찬가지로 비타민 C가 풍부하여 갈아서 섭취하면 또 다른 맛으로 상큼하다.

미나리

미나리는 중금속이나 몸속에 독소가 쌓이는 것을 막아주고, 몸 밖으로 배출하는 역할을 하는데, 또한 산성화되는 것을 막아주고 피를 맑게 해주는 역할을 한다. 미나리는 각종 무침 종류에 조연으로 많이 들어가지만, 그 효능은 대단하다. 매운탕에 넣어서 먹거나 지리 같은 맑은 탕에 넣어서 먹으면 맛도 효능 이상이라 생각된다.

깻잎

깻잎은 상추와 같이 삼겹살을 싸 먹을 때 자주 먹는 대표적인 쌈 채소다. 장이 좋지 않은 사람은 미나리나 깻잎과 함께 먹는 것이 좋으며, 콜레스테롤을 염려한다면 가능한 미지근한 물을 마시는 것이 좋다.

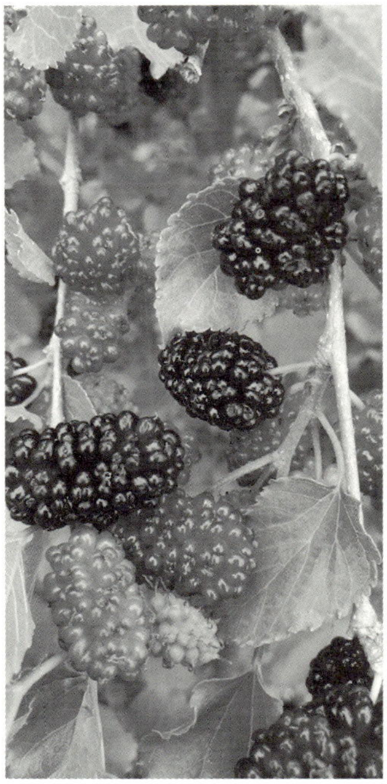

녹차

대표적으로 녹차에는 카네킨이라는 성분이 있다. 이 성분은 중금속이 몸에 들어오고 축적되는 것을 억제하고, 미세먼지 제거에도 도움이 된다. 다만 녹차의 성분 중 타닌은 철분 흡수를 방해할 수 있으므로 식사 후 30분이나 한 시간 후에 섭취하는 것이 좋다.

견과류

녹황채소나 해조류는 우리에게 건강지킴이로서 미세먼지로부터 도움을 주었듯이 견과류에도 오메가 3가 풍부한 영양소인 플라보노이드가 함유되어 있으며, 비타민 A가 풍부해 입, 코, 폐, 소화기관 점막을 지켜 건강하게 유지해주며, 황사나 미세먼지가 몸속으로 침투하는 것을 막아준다.

양파와 마늘

우리나라의 마늘과 양파 섭취량은 OECD 국가 중 4위에 속한다. 양파와 마늘은 유황성분이 많아 중금속의 배출을 도와준다. 특히 마늘은 수은을 배출해주는데 탁월하다고 한다.

레몬, 유자

레몬도 해독음식에 포함된다. 레몬은 몸속 독소를 수용성으로 바꿔주며, 노폐물이 쉽게 빠져나오도록 하며 우리 몸에 이로운 음식으로 잘 알려져 있다.
유자나 레몬차 등은 비타민 C 성분으로 미세먼지 치료에 도움을 주지만 감기 예방에도 도움을 준다. 허브차, 생강차를 마시면 가래와 미세먼지 치료에 더 도움이 된다.

사과

아침에 먹으면 금이라고 불린다. 사과는 비타민 C가 풍부해서 면역력 강화에도 도움을 주는데, 독소배출에도 탁월한 효과를 보이고 있다. 항산화 물질이 많아 심장이나 천식에 좋다고 알려져 있고, 사과 속 식이섬유가 노폐물을 없애주며 장을 깨끗하게 만들어 준다.

생강

생강은 양념으로 많이 쓰이지만 감기 예방에도 도움을 많이 준다. 체내미세먼지와 중금속 배출을 돕는 역할을 하고 있다.

보리

보리에는 점막을 보호하는 기능이 있어, 위장이 약한 어린이부터 노인까지 부담 없이 섭취할 수 있다. 미세먼지에도 탁월하지만 열을 내려주고 체내의 원활한 순환을 도우며, 섬유질, 비타민, 미네랄, 펜토산, 무기, 염류 등이 함유되어 있어 성장기 발육에도 도움이 된다.

그래서 밥을 지을 때도 다른 잡곡류와 같이 조금씩 넣으면 일상적으로 꾸준하게 영양소를 섭취할 수 있다. 보리새싹(보리순)은 된장국을 끓여 먹고 무침으로도 먹을 수 있어 쉽게 조리할 수 있다.

보리에는 이뇨작용을 일으키는 카페인이 없어 차로 만들어 마시면 몸속 수분을 보충하는 데 효과적이며 면역력을 증진 시켜주는 기능이 있어 개인적으로 머리(뇌)수술을 경험한 필자도 면역력을 중요시하게 생각하며 보리차를 항상 섭취하고 있다.

쌈밥과 해조류

밥을 해 먹는 데도 다시마 쌈밥, 양배추 쌈밥을 즐겨 먹는데, 다시마 쌈밥은 미세먼지에 좋은 음식 중 하나이다. 앞서 말한 것처럼 미역, 톳, 다시마와 같은 해조류의 점액 성분이 기관지를 촉촉하게 해준다. 폐의 섬모운동을 촉진하여 만들어진 점액질(가래)이 우리가 느끼지 못하는 사이에 식도를 넘어가는데, 이 과정에서 미세먼지와 이물질 등이 함께 배출되어 깨끗하고 건강한 폐를 유지할 수 있다.

점액분비가 충분히 이루어지지 못하면 기도와 후두에 걸려, 우리가 흔히 말하는 가래가 꼈다는 증상이 느껴질 수 있는데 흡연을 한다면 이러한 이물감이 더할 것이다. 계속해서 폐에 이물질이 쌓여 기능을 저하한다면 우리 몸에서 이상 신호를 보낼 것이다.

상추

상추에도 몸속 독소를 해독하며, 피를 맑게 하는 정혈 효과가 있다. 각종 오염으로 인해 특히 몸속에 쌓인 독소와 노폐물을 없애는 데 도움을 주며 비타민 B가 풍부하게 들어있어 피부 노화를 막아주고 피를 맑게 해준다. 상추 자체로는 겉절이로도 요리하지만 데쳐서 무침으로 요리하면 아삭거리는 식감을 더해 줄 수 있다. 또한 발효된 된장으로 된장국을 끓이면 건강도 챙기면서 개운함도 느낄 수 있다.

도토리묵

미세먼지에 좋은 요리로 손꼽히는 도토리묵을 상세하게 소개하고자 한다. 도토리묵은 직접 만들면 좋겠지만 시중에서도 쉽게 구입할 수도 있기 때문에 꾸준히 섭취하면 좋은 효과를 얻을 수 있다.

도토리묵을 직접 만들기 위해서는 도토리가루가 필요하다. 필자는 여러 번 시행착오 끝에 이제는 능숙하게 만들 수 있는데, 조금만 연습해보면 쉽게 만들 수 있다. 물 5, 도토리가루 1의 비율이 적당한데 즉 도토리가루 1컵이면 물 5컵 정도의 비율로 끓이면 된다.

눌어붙지 않게 저어주면서 끓기 시작하면, 풍선같이 부풀어 오른다. 그때 참기름이나 들기름을 한 방울 넣어주면 더 찰진 도토리묵을 만들 수 있다. 특히 도토리묵은 조금만 소홀하면 눌어붙을 수 있으니까 그 점만 주의하면 된다.

완성되면 시원한 곳이나 냉장고에서 잘 굳게 해주면 된다. 굳힐 때 보관 용기 바닥을 물로 행궈 놓으면 그릇에 붙지 않는다. 여름에는 시원하게 먹을 수 있고 겨울에는 따뜻하게 먹을 수도 있다. 특히 미세먼지가 많은 겨울철에는 따뜻하게 해서 온묵밥으로 해 먹으면 좋다.

온묵밥은 다음과 같이 준비한다.

1. 차갑게 보관한 묵을 뜨거운 물에 튀기듯 넣었다 꺼내서, 먹기 좋게 썰어서 준비한다.
2. 다음과 같이 양념장을 준비한다. 진간장 1스푼, 대파 송송, 깨소금 약간, 고춧가루 약간, 참기름 약간, 양념장은 잠시 숙성시키듯 냉장고에 보관한다.
3. 묵밥 위에 올릴 고명을 준비한다.

1) 김치를 약간 썰어서 준비한다. 약간 신김치면 더 좋다.
2) 오이채 등을 썰어서 준비한다.
3) 묵밥에 넣을 국물도 따뜻하게 준비해서 준비한 김치와 오이채 등의 고명과 함께 넣어준다.

위에서 준비한 재료를 밥과 같이 말아주면 간단하게 도토리 묵밥이 완성된다. 미세먼지와 중금속에도 탁월하면서 맛도 좋아서 두 마리 토끼를 잡을 수 있는 요리이다.

콩나물

콩나물에 풍부한 아스파라긴산은 피로회복을 돕고 중금속이 쌓인 혈관을 맑게 하는 데 도움이 된다. 미나리는 알칼리성으로 산성화된 몸을 중화시켜주는 역할을 하며 체내 중금속을 몸 밖으로 배출해 혈액을 정화시켜주는 역할을 한다. 콩나물과 미나리를 넣은 샤부샤부 요리로 한 끼 식사도 괜찮을 것이다.

귤, 베리, 키위

귤은 비타민 C가 풍부하고 미세먼지 속 세균이 활성화하지 못하게 막아주는 효과가 있다. 키위 또한 미세먼지에 좋은 과일 중 하나인데, 키위는 비타민 E가 오렌지의 2배, 사과의 6배이며 유해 공기로부터 각종 손상을 막아주는 효과가 있다. 블루베리, 아로니아, 라즈베리 등의 베리류는 황산화 성분인 안토니아닌를 풍부하게 함유하여 면역력 향상에 좋다.

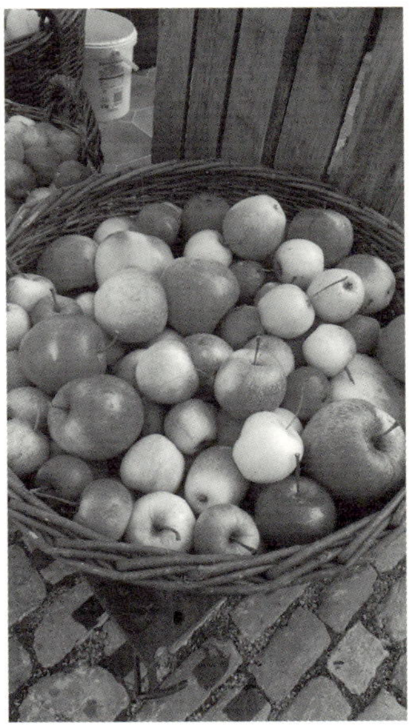

배

배에는 루테올린이라는 성분이 들어있는데 이는 항산화 효과가 있으며 미세먼지로 인하여 목에 염증이 생긴 경우 이를 완화시켜 주는 효과도 있다.

2) 동물성

오리고기

오리고기도 미세먼지에 좋은 음식으로 손꼽힌다. 오리고기는 동의보감에도 실린 해독 음식으로 불포화지방과 단백질이 풍부해 평상시에도 영양보충에 매우 좋은 음식이다. 전통적으로 중풍과 해독에 효과가 있으며 오리고기의 레시틴 성분이 중금속 해독에 뛰어난 효과가 있다고 입증되기도 했다.

이렇듯 미세먼지는 어쩔 수 없이 우리가 사는 현실에서 받아들여야 하지만 음식으로서 최대한 건강을 지키는 것도 도움이 될 것이다. 음식을 조리할 때 조금만 신경 써서 성분이나 효능을 알고 먹으면 몸과 정신적으로 더 건강하며, 삶이 건강으로 채워진다는 사실을 잊지 말고 명심하자.

고등어

고등어나 꽁치도 오메가 3와 지방산이 풍부하여 폐질환의 증상인 호흡곤란에도 도움을 준다.

고등어는 묵은김치를 밑에 깔고 조림으로 먹을 수 있으며, 이때 무를 같이 깔아주면 집안에 냄새가 배지 않아 좋다. 또 식사할 때 미나리를 충분히 넣어서 찜해 먹으면 또 다른 맛과 건강을 챙길 수 있다.

돼지고기

돼지고기는 미세먼지 이전에 황사에 대해서도 잘 알려진 해독 음식이다. 미네랄과 비타민 B 등 영양소가 풍부하고 수은, 납 등 공해 물질을 배출시켜 주는데, 버섯과 함께 섭취하면 콜레스테롤이 체내에 흡수되는 것을 막아준다.

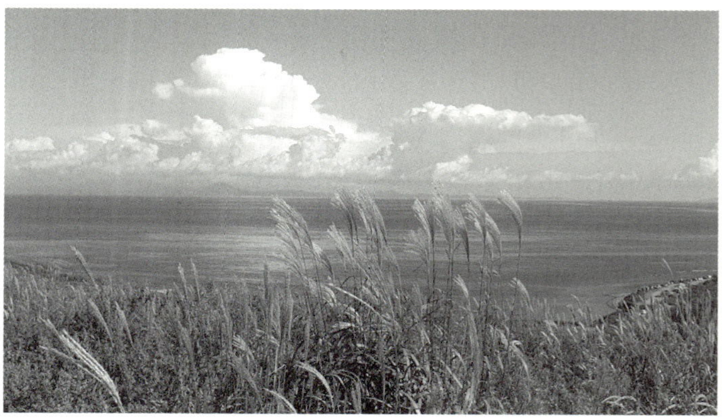

6
미세먼지와 면역치료

홍기하

웃음 15초

입꼬리를 조금만 올려도 마음이 기뻐진다.
배꼽에 힘을 주고 '하' 라고 외치면 생명이 움직인다.
15초 동안 박장대소하면 삶이 바뀐다.
웃음은 면역력을 증가시키는 명약이기 때문이다.

– 홍기하 –

1절 우리의 건강을 해치는 미세먼지

만일 숨을 마음대로 쉴 수 없다면 그보다 더 고통스러운 일은 없을 것이다. 너른 들로 내닫고 시냇가에서 멱감던 내 어린 시절에는 숨 쉬는 것을 걱정하지 않고 살았다. 그 시절 시냇가에서 수영을 즐길 때 친구들과 늘 겨루던 것은 누가 더 멀리 가느냐 하는 것도 아니었고, 누가 더 빠른가도 아니었다. 그것은 누가 더 숨을 오래 참는가였다. 그도 그럴 것이 아무도 수영을 제대로 배워본 적이 없었다. 그냥 물속에서 허우적대는 수준이었다. 그 당시에는 수영이라고 하는 것이 흡사 개가 물에 빠졌을 때 살아남기 위해서 네발을 젓는 것과 같다고 해서 '개헤엄'이라고 했다. 굳이 고상하게 말하면 견형(犬形)쯤 될 것이다.

물속에서 누가 더 오래 숨을 참나를 겨룰 때, 우리 중 누구도 지고 싶지 않았다. 고작 해봐야 1분, 2분을 넘지 못하지만 저마다 자기가 이길 것이라고 했다. 조금이라도 더 참으려고 했다가 물이 코로 들어가기도 했고, 물에 얼굴을 담근지 얼마 되지도 않았는데 죽을 것 같은 시늉을 하기도 했다. 수영하다가 목이 마르면 흐르는 물을 먹고는 했다. 단둘이서 누가 더 물속에서 숨을 오래 견디는지를 대볼 때는 꼭 반칙을 쓰는 아이가 있었다. 물속에서는 대부분 눈을 감는 것을 이용해 같이 물에 얼굴을 담그는 척하다가는 넣지 않았다. 그리고는 물 밖에서 얼굴을 물속에 넣고 있는 친구를 보고 있다가 그 친구가 견디지 못하고 나올 것 같으면 잠깐 물에 얼굴을 담갔다. 그러고 나와서는 자기가 이겼다고 하는 것이었다. 그러면 진 아이는 열을 받아서 다시 하자고 했다. 자기가 이긴 것 같은데 억울한 마음이 들었던 것 같다. 두 번째 시합에서는 졌던 아이가 물속에서 눈을 떠서 옆을 살피다가 자기만 물속에 있는 것을 알아차리고는 갑자기 일어났다. 밖에서 보고 있던 아이는 다급하게 물속에 얼굴을 넣다가 물을 먹고 말았다. 약이 올라 물에서 올라온 아이는 그 친구를 발로 차 자빠트려서 또다시 물을 먹게 했다. 그리고는 이내 싸움이 났다. 내 어릴 적 기억은 시내에 흐르는 물도 먹고 숨 쉬는 것에 아무 불편함이 없었다.

그러나 지금은 환경이 많이 바뀌었다. 경제발전을 위해 산업화에 박차를 가한 결과 삶의 질은 좋아졌지만 대기의 질은 오히려 나빠졌다. 고단함을 달래기 위해 피운 담배 연기, 자동차의 배기가스, 공장의 매연 등이 주범이다. 요즈음 더 큰 문제가 되는 것은 미세먼지나 초미세먼지이다. 물론 매연이 문제가 되지 않다는 것은 아니다. 한동안 우리가 숨 쉬는 것을 방해했던 황사가 해결된 것도 아니다. 그런 것보다 미세먼지나 초미세먼지가 우리의 건강을 더 위협하고 있다는 보도를 많이 접하고 있다. 이런 것들이 우리의 삶에 어려움을 주고 있는 것은 사실이다. 그렇게 인식하는 사람들이 점점 더 많아지고 있있다. 미세먼지나 초미세먼지가 몸속으로 들어오는 것을 막아주는 마스크를 하고 다니는 사람들이 점점 더 많아지는 것이 그 증거이다. 요즘 나에게 새롭게 생겨난 습관은 창밖을 얼마나 멀리 볼 수 있는가를 가늠하는 것이다. 미세먼지의 정도를 판단하기 위해서이다. 예전에는 황사가 황색 도시를 만들더니 요즘은 미세먼지가 회색 도시를 만든다.

1) 미세먼지

미세먼지나 초미세먼지는 먼지 입자의 크기에 따른 구분이다. 미세먼지나 초미세먼지는 손에 만져지지도 않고 입자를 눈으로 볼 수도 없다. 미세먼지는 PM10이라고 표기하고, 초미세먼지는 PM2.5 라고 한다. 1μm는 0.001mm인데 미세먼지 PM10은 10μm보다 작은 먼지이다. 먼지, 꽃가루, 곰팡이 가루 등이 이 정도의 크기이다. 초미세먼지 PM2.5는 2.5μm보다 작은 먼지이다. 유기화합물, 연소된 입자 등의 크기이다. 머리카락과 비교해보면 얼마나 미세한가를 알 수 있다. 보통 성인의 머리카락은 굵기가 50~70㎛이니 평균 60㎛로 본다면 미세먼지는 머리카락 굵기의 1/6, 초미세먼지는 이에 1/25 정도의 크기에 해당하는 초미립자인 먼지이다. 미세먼지는 일반 마스크에는 걸러지지 않는다. 미세먼지 전용 마스크를 사용해야 한다.

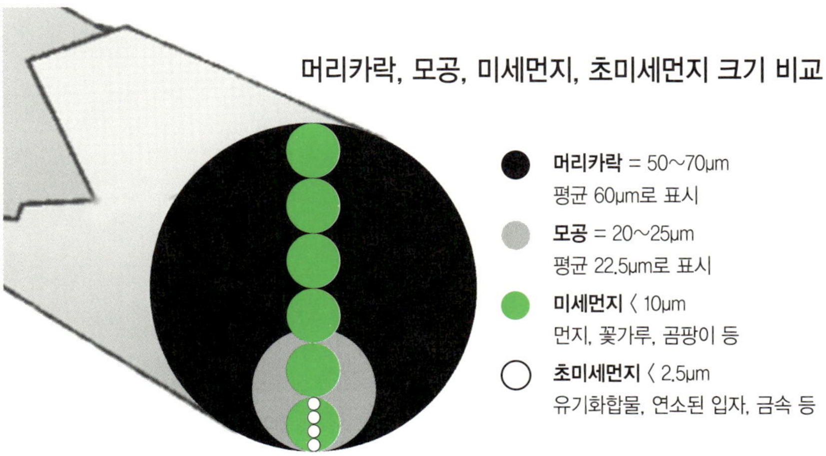

미세먼지가 생성되는 원인은 매우 다양하다. 대부분이 황산염, 질산염, 암모늄 등의 이온 성분과 유기 탄소 등의 탄소성분 그리고 광물성분 등으로 구성되어 있다. 미세먼지나 초미세먼지는 인간이 더욱 나은 삶을 살기 위해 석유나 석탄 등의 화석연료를 사용하여 공장을 가동할 때 발생하는 매연, 공장에서 사용되는 자재를 운반하기 위해 사용하는 산업용 자동차나 문화를 즐기기 위해 이동할 때 사용하는 자가용 등에서 배출되는 연소 가스나 타이어 마모에 의한 분진, 쓰레기를 소각할 때 발생하는 연기 등으로부터 발생하는 것으로 알려져 있다. 초미세먼지 PM2.5에 포함된 황산화물(SOx), 질소산화물(NOx), 암모니아(NH3), 휘발성 유기화합물(VOCs) 등은 이미 배출된 여러 물질이 반응하여 이차적으로 생성되기도 한다. 요즘 중국으로부터 미세먼지가 유입된다고 하는데, 이러한 물질들이 포함되어 있어 우리의 건강을 해칠 수 있으므로 주의를 기울여야 할 수밖에 없다.

미세먼지나 초미세먼지는 산업 활동 때문에 만들어지기도 하지만 자연적으로 발생하기도 한다. 자연적으로 미세먼지가 발하는 예는 여러 가지가 있다. 먼저 육지의 경우를 살펴보자. 산불이 발생하면 산에 있는 모든 것이 타서 재가 된다. 재가 바람에 날리면서 미세하게 조각이 나거나 산불을 끄기 위해 뿌린 흙이 날리거나, 물을 뿌릴 때 먼지가 흩날리면서 미세먼지가 된다. 용암이 분출되어 화산재가 날려도 미세먼지가 발생한다. 만일 백두산의 용암이 분출된다면 한반도는 미세먼지 지옥이 될 것이다. 들판이나 모래벌판에서 흙이나 모래가 세찬 바람에 쓸려서 하늘로 올라가면 작은 알갱이까지는 금방 떨어지겠지만, 미세한 입자들은 여전히 공중에 더 있을 것이다. 바람이 불면 고운 모래나 흙만 쓸려가는 것이 아니라 꽃가루들도 날아간다. 꽃가루는 알레르기 반응을 일으키는 원인이 되기도 한다.

두 번째는 강이나 바다에서 자연적으로 미세먼지가 발생하는 예이다. 강물이나 바닷물이 바위나 돌에 부딪치고 나면 수면에 거품이 발생한다. 이 거품이 파열할 때 미립자가 발생하는데 여기에서 수분이 증발하고 남은 소금기나 금속성분이 미세먼지가 된다.

미세먼지는 가정에서 음식을 만드는 데 사용하는 가스레인지나 그릴, 오븐 등을 켤 때도 발생한다. 식재료를 익힐 때 발생하는 증기나 기름의 입자들이 결합하여 생기기도 한다. 튀기거나 굽는 요리를 할 때는 삶는 요리보다 미세먼지가 더 많이 발생한다. 이때 발생하는 미세먼지의 농도는 평소의 2배에서 많게는 60배에 이르기도 한다.

2) 미세먼지의 위험 정도

미세먼지나 초미세먼지에 노출되지 않으면 좋겠지만 일상에 꼭 필요한 활동 하다 보면 어느 정도는 노출될 수밖에 없다. 미세먼지나 초미세먼지에 노출되어도 건강을 유지하기 위한 조건을 세계보건기구(WTO)는 다음과 같이 제시하였다. 미세먼지에 노출되는 정도가 연평균 20㎍/㎥이고 하루 24시간 동안에는 평균 50㎍/㎥ 이하이어야 하고, 초미세먼지에는 연평균 10㎍/㎥, 24시간 평균 25㎍/㎥ 이하로 접촉해야 건강을 지킬 수 있다고 한다. 우리 환경부는 약 2배 정도 여유를 주어서 미세먼지가 안전한 기준을 연평균 50㎍/㎥이고, 24시간 평균 100㎍/㎥, 초미세먼지는 1년 평균 15㎍/㎥와 하루를 기준으로는 평균 35㎍/㎥ 정도로 정했다. 우리나라에서 미세먼지 경보를 발령하는 기준은 다음 페이지의 표와 같다.

예보구간이 좋음이나 보통일 때는 건강한 사람에게는 아무 지장이 없겠지만, 어린이나 천식과 같은 폐질환을 앓고 있는 환자, 심장질환 환자 그리고 어르신들은 보통 수준(미세먼지 31~80㎍/㎥, 초미세먼지 16~35㎍/㎥)일 때도 실외활동을 하려면 주의를 기울여야 한다. 나쁨일 때는 질환을 앓고 있거나 민감한 사람뿐만 아니라 건강한 일반인들도 외부 활동을 삼가는 것이 좋다. 장시간 무리하게 실외활동을 할 때는, 눈이 따갑거나 아픈 증상이 나타나고 기침이나 목의 통증이 발생할 수도 있기 때문이다. 매우 나쁨일 때는 될 수 있으면 실내에서 활동하고 실외활동은 피하는 것이 안전하다. 실내에 있을 때도 창문을 열어놓는다는가 하는 행동은 삼가야 한다.

창문을 열어놓는다면 실외의 미세먼지나 초미세먼지가 실내로 유입되기 때문이다. 물론 주기적인 환기는 필요하다. 환경부가 권고하는 실내 미세먼지 PM10 유지기준은 100㎍/㎥ 이하이고, 초미세먼지 PM2.5는 70㎍/㎥ 이하이다. 실내의 미세먼지를 청소하기 위해서는 진공청소기를 사용하기보다는 물걸레로 하는 것이 현명한 방법이다. 진공청소기를 사용할 때 배출되는 바람에도 미세먼지가 포함되어 있기 때문이다. 그리고 미세먼지는 바람에 쉽게 날리기 때문이기도 하다. 미세먼지 주의보가 발령되면 반드시 KF80, KF94, KF99 등급의 보건용 마스크를 착용하여야만 미세먼지 차단 효과가 있다.

예보등급 및 행동요령					
예보구간		등급			
		좋음	보통	나쁨	매우나쁨
예측농도 (㎍/㎥,1일)	PM_{10}	0~30	31~80	81~150	151 이상
	$PM_{2.5}$	0~15	16~35	36~75	76 이상
예측농도 (ppm,1시간)	O_3	0~0.030	0.031~0.090	0.091~0.150	0.151 이상
행동요령 (미세먼지)	민감군		실외활동 시 특별히 행동에 제약은 없으나 몸 상태에 따라 유의하여 활동	장시간 또는 무리한 실외활동 제한, 특히 천식환자는 실외활동 시 흡입기를 더 자주 사용할 필요가 있음	가급적 실내활동만 하고 실외활동 시 의사와 상의
	일반인			장시간 또는 무리한 실외활동 제한, 특히 눈이 아프거나, 기침이나 목의 통증으로 불편한 사람은 실외활동으로 피해야 함	장시간 또는 무리한 실외활동 제한, 기침이나 목의 통증 등이 있는 사람은 실외활동으로 피해야 함
행동요령 (오존)	민감군		실외활동 시 특별히 행동에 제약을 받을 필요는 없지만 몸 상태에 따라 유의하여 활동	장시간 또는 무리한 실외활동 제한	가급적 실내활동
	일반인			장시간 또는 무리한 실외활동 제한, 특히 눈이 아픈 사람은 실외활동으로 피해야 함	실외활동을 제한하고 실내생활 권고

※ 민감군: 어린이, 노인, 천식 같은 폐질환 또는 심장질환자　출처: 한국환경공단, 2019.

3) 미세먼지의 작용과 질병

앞에서도 언급한 것처럼 미세먼지나 초미세먼지는 질산염이나 황산염을 주로 포함하다. 이런 물질들은 호흡기 질환을 악화시키는 동시에 폐의 기능을 저하시킨다. 먼지는 대부분 코의 점막에서 걸러지는데 초미세먼지를 흡입하면 허파꽈리로 직접 들어가서 천식 등의 폐질환을 발생시키고 조기 사망률까지 높인다. 만일 호흡기 기능이 정상적이지 못하다면 미세먼지나 초미세먼지가 더 치명적일 수도 있다. 코에 먼지가 들어오면 호흡이 곤란한 것은 당연하다. 미세먼지 속의 황산이온이나 질산이온 등은 산화물의 형태로 폐에 유입되면 염증을 일으켜 만성적 폐 질환을 유발하기도 하고, 백혈구를 자극해 혈관벽에 염증을 일으키면 동맥경화, 뇌경색, 심근경색 등의 혈관질환을 유발하기도 한다. 이렇게 되면 면역기능에도 문제를 일으킬 수 있다는 것이다.

특별히 임산부는 더욱 주의를 기울여야 한다. 흡입하는 미세먼지가 10㎍/㎥ 증가하면 저체중아기일 확률이 7.4%까지 상승하고 임신한 지 4~9개월 중에 태아를 사산할 위험도 3.8%까지 증가한다는 연구결과가 있다. 이뿐만 아니라 미세먼지를 흡입할 경우 기형아 출산확률도 높아지고 자궁 내 성장지연율도 증가하는 것으로 보고된 바 있다. 왜 이런 결과가 나타나는가 하면 임신부의 몸으로 유입된 미세먼지의 나쁜 공기가 혈액에 섞여 혈관을 통해 온몸으로 퍼지면서 염증 물질 등을 생성하는데 이런 염증 물질 등은 태아에게 영양을 공급하는 것을 방해하여 태아가 정상적으로 자라나는 것을 방해하기 때문이다.

미세먼지는 태어난 아이가 성장하는 과정에도 악영향을 끼친다. 미국에 있는 한 대학 병원의 연구결과를 보면 미세먼지에 과도하게 노출되면서 자란 아이들의 폐활량은 정상인 아이들의 80%에도 미치지 못한다. 또한, 모공으로 쉽게 들어갈 수 있는 초미세먼지는 여드름이나 아토피 등의 피부트러블을 유발할 수 있으니 주의를 기울여야 한다.

미세먼지가 노년 여성에게는 인슐린 저항성(Insulin Resistance, IR)을 높인다. 인슐린은 혈당을 낮추는 기능을 하는데, 인슐린 저항성이 높아지는 것은 미세먼지가 면역체계의 혼란을 가져와 인체에서 너무 많은 인슐린을 만들어내게 하는 것이다. 갑자기 많은 인슐린을 만들어내면 췌장의 β(베타)세포는 과로사하게 되고, β세포의 수가 줄어들게 되면 인슐린의 분비가 줄어들어 고혈압, 고지혈증, 심장병, 당뇨병 등의 질병이 발생할 수도 있다.

2절 우리의 건강을 책임지는 면역

미세먼지와 초미세먼지가 인체에 영향을 주어서 질병을 일으키는 것은 생각만 해도 끔찍한 일이다. 매일 길을 지나다가 담배 연기를 마시고 자동차의 매연을 마시는데 건강하다. 미세먼지로 하늘이 제대로 보이지 않아도, 직장에 다녀왔는데 폐에 질환이 발생하거나 혈관에 문제가 생긴 것 같지는 않다. 그렇다면 우리의 인체는 미세먼지나 해가 되는 요인들이 우리 몸에 해를 가하려고 할 때 어떤 반응을 일으킬까? 건강을 지키려는 인체 내의 메커니즘은 어떤 것이 있을까?

1) 면역력

신은 우리 몸을 만들면서 먹은 음식을 소화해서 영양분을 흡수하는 능력을 주었다. 우리는 먹은 음식물을 소화하고 흡수한 영양분을 활용해서 활동을 위한 에너지를 만든다. 세포들은 이것을 사용해서 면역 활동을 한다. 면역이란 우리 몸에 세균이나 바이러스 등의 해로운 병원체가 침입하면 방어하고, 이를 제거하는 자기방어 시스템이다. 대부분 사람은 감기에 걸리면 병원에 간다. 병원에 가면 어떤 의사는 강한 항생제를 처방해 주어 감기가 빨리 낫게 해주지만 또 다른 의사들은 몸의 상태를 보아가며 몸이 스스로 감기를 이기는 방법을 조언해 주고 최소한의 약을 처방해 준다. 감기 걸린 사람의 처지에서는 빨리 낫게 해주는 의사나 병원을 당연히 좋아할 것이다. 하지만 바이러스에 대한 저항력이 떨어진다는 사실은 인지하지 못한다. 콜라 회사 사장은 자식에게 콜라를 못 먹게 한다는 말처럼, 의사인 나의 삼촌 댁에는 약이 하나도 없다. 그냥 견디면 낫는다고 한다. 감기에 걸렸을 때 우스갯소리처럼 하는 말이 '약 먹으면 1주일, 안 먹으면 7일'이라고 한다. 그런데 이게 웃기는 얘기가 아니라, 우리 몸이 바이러스를 감지하고 면역반응을 일으켜 바이러스를 제거하는 데 걸리는 시간이 1주일이라는 말이다.

2) 면역 연구의 역사

면역에 관한 관심은 18세기경 영국 의사 제너(Edward Jenner)로부터 시작되었다. 제너는 당시에 천연두에 관심이 아주 많이 있었는데, 우연한 기회에 소젖을 짜는 여인이 소의 천연두에 걸린 뒤에는 사람의 천연두에 걸리지 않는 사실을 알게 되면서 본격적으로 연구하여 천연두를 물리치는 법을 개발하였다. 그는 지금 천연두의 대부로 불리고 있다.

소의 천연두를 면역물질로 사용한 천연두 퇴치법을 개발한 것은 제너의 공적이지만, 그 이전에도 천연두를 고쳤다는 기록은 있다. 천연두에 걸린 사람의 인두를 옮겨오는, 이른바 오늘날의 백신을 사용하는 것과 같은 방법이었다. 이 방법으로 모든 사람이 다 좋아진 것은 아니고 오히려 상태가 심해지거나 죽은 사람도 있다.

이후에는 우리가 잘 아는 루이 파스퇴르(Louis Pasteur)에 의해서 최초의 근

대화된 예방접종이 개발되었다. 또 우리에게 이름이 익숙한 메치니코프(Ilya Ilyich Mechnikov)에 의해 면역학이라는 학문의 연구가 촉진되었다. 메치니코프는 그 공로를 인정받아 노벨상을 받았다.

3) 면역세포

우리 몸에는 동맥, 정맥, 모세혈관 등의 혈관이 있는데 120,000km나 된다. 혈관 안에는 혈액이 흐르는데, 혈액에는 적혈구, 백혈구, 혈소판 그리고 혈장이 있다. 동맥을 타고 심장에서 나온 혈액의 적혈구는 산소와 영양분을 싣고 흘러 몸의 구석구석까지 가서 모세혈관에서 세포와 조직에 공급하고, 이들에게서 이산화탄소와 노폐물을 받아 정맥을 타고 다시 심장으로 돌아온다. 혈소판은 상처로 손상된 혈관벽에 달라붙고 또 혈소판끼리 엉겨 붙어서 출혈을 멎게 한다. 혈액이 온몸을 순환하다가 외부에서 침입한 박테리아나 바이러스 등을 발견하면 백혈구가 이들을 물리친다. 면역력이 강하다는 것은 백혈구가 많고 튼튼하다는 것이다. 백혈구 안에 있는 면역세포는 형태에 따라서 과립의 모양을 한 과립구와 무과립구로 나눌 수 있다.

과립구

세포질 안에 들어 있는 백혈구로 세포질입자가 중성염료에 염색되면 호중구, 과립이 산성염료에 염색되면 호산구, 염기성에 염색되면 호염기구라고 한다. 이 중 호중구가 55%를 차지한다. 급성감염에 반응하는 호중구는 제일 먼저 감염 부위에 도착하여 식세포작용을 한다. 호염기구는 표면에 수용체를 가지고 있어 보체와 결합 시 항원 세포의 벽을 뚫는 역할을 하고 히스타민과 헤파린을 가지고 있어 알레르기 반응에 관여한다. 호산구는 기생충이나 바이러스에 의해 감염되었을 때 면역반응하고, 급성 과민반응에 관여한다.

무과립구

무과립구는 과립의 형태를 띠지 않는 세포로 단핵구와 림프구로 나눈다. 단핵구는 과립구와 비교하면 이동성은 다소 느리지만, 식균작용에는 강력하게 작용한다. 림프구에는 T세포, B세포, 수지상세포, NK세포, NKT세포가 있다.

대식(大食)세포

대식세포의 주된 업무는 호흡을 통해 체내에 들어온 미세먼지나 이물질을 호중구가 1차 공격하여 남겨 놓은 잔해를 청소하는 것이다. 이것을 청소하지 않으면 염증이 생긴다. 그래서 대식세포는 미생물에 의한 염증이 많이 발생할 수 있는 뼈, 관절, 간, 폐, 비장, 신경 조직 등에 주로 포진되어 있다. 대식세포는 침입자를 살해할 수 있는 T세포, NK세포와 협력한다.

수지상(樹枝狀)세포

수지상세포는 병원균을 만나 활성화되면 나뭇가지처럼 펼쳐져 작용하기 때문에 수지상세포라는 이름이 붙여졌다. 이 세포는 외부환경과 접하는 코, 폐, 구강, 위, 장, 생식기, 항문 등의 점막에 주로 분포되어 있다. 이 세포는 미세먼지나 다른 병원체들과 같은 항원이 침입하면 대식세포가 출동할 수 있도록 위치를 표시하여 제공하고, 직접 식균작용을 하기도 한다.

비만세포(肥滿細胞)

비만세포는 피부, 결합조직, 점막조직 등 다양한 조직에서 발견된다. 비만세포 표면에는 항체가 결합할 수 있는 표면인자가 있는데 면역글로블린 E (IgE)와 결합되면 호염기구와 마찬가지로 세포질 내에서 히스타민을 분비하여 알레르기 반응을 유도한다.

NK세포

NK세포는 자연면역을 담당하고 있는 면역세포이다. NK세포에는 다량의 과립구가 들어있지만 다른 과립구처럼 항원의 특징을 기억하지는 못한다. NK세포는 세균의 포식자라기보다는 세균에 의해 감염된 세포를 공격하는 세포 면역반응을 한다. NK세포는 암세포 제거에 탁월한 효과가 있다.

NKT세포

NKT세포는 가장 최근에 발견되었고 NK세포의 기능과 T세포의 기능을 모두 수행한다. NKT세포는 태아 때부터 존재하는 면역세포로서 면역기능을 조절하는 것은 물론이거니와 사이토카인을 분비하여 B세포와 킬러 T세포를 활성화한다는 것이 밝혀졌다. NKT 세포는 다기능을 할 수 있는 면역세포이다.

B림프구; B세포

B림프구 또는 B세포는 외부에서 들어오는 미생물, 병원균, 세균 등의 항원에 대항하는 항체(Antibody)를 생산하는 세포이다. 항체는 외부에서 침입한 항원과 결합하여 항원의 기능을 약화하는 작용과 대식세포가 식균작용을 하도록 촉진한다. 이것을 항원-항체반응이라고 하는데, 이러한 반응을 통해서 항원이 제거되는 것이다.

T림프구; T세포

T세포 또는 T림프구에는 세포 상해성 T세포(Cytotoxic T cell)와 도움 T세포(Helper T lymphocyte) 그리고 조절 T세포(Regulatory T cell)가 있는데, 세포 상해성 T세포는 병원체에 의해 감염된 세포를 죽여서 바이러스의 복제를 방지하는 역할을 하고, helper T세포는 B세포가 항체를 생성하는 것을 도와주거나 대식세포가 병원체를 먹어치우는 것을 돕는 역할을 한다.

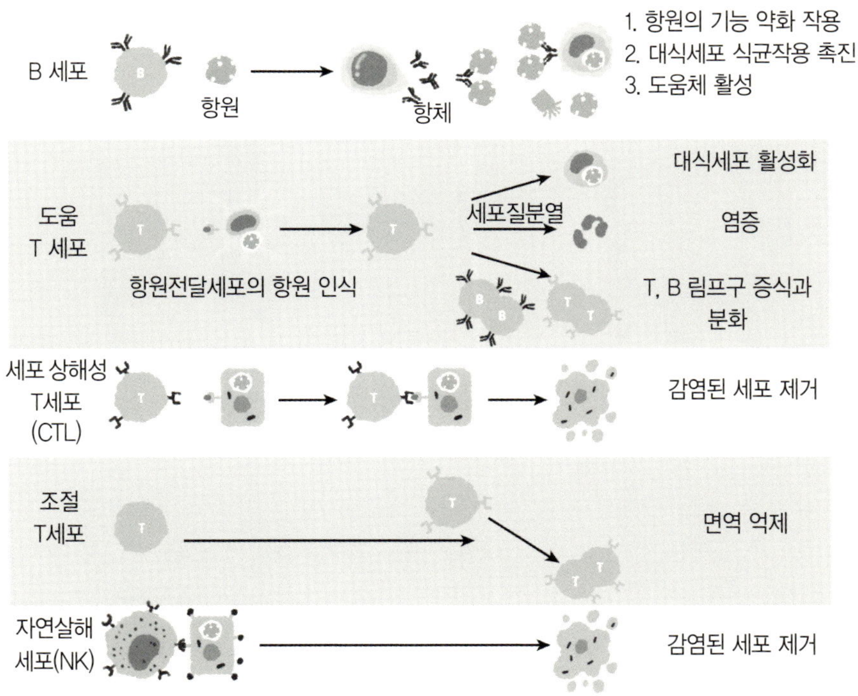

※ 출처: Vinay Kumar, Abul K. Abbas, Nelson Fausto, Jon C. Aster, "Robbins and Cotran Pathologic Basis of Disease, Professional Edition E-Book" (Philadelphia: Elsevier Health Sciences), 189.

면역세포가 만들어지는 곳

그렇다면 우리 몸의 면역세포는 어디에서 만들어질까? 면역세포(T세포, B세포, 대식세포)는 다른 혈액 성분과 함께 골수에서 만들어진다. 기본적으로 갈비뼈에서 많이 만들어진다. 뼈에서 나온 T세포들은 흉선으로 이동해서 성숙되고 활성화된다. 골수에서 만들어진 면역세포는 장에 70%가 있고 나머지는 뇌에 있다. 장은 뇌와 아주 중요한 관계를 맺고 있다. 장이 세로토닌 전구물질(어떤 화합물을 합성하는 데 필요한 재료가 되는 물질)을 합성해 뇌로 보내야만 뇌는 세로토닌이라는 행복물질을 합성할 수 있다. 세로토닌의 90%가 장에서 유동 운동에 관여하고, 나머지 10% 중 8%는 혈장에, 2%만 뇌에 있게 된다. 장의 건강이 이렇게 중요하기 때문에 장의 건강을 챙기라고 하는 것이다. 면역계의 40%는 위장관을 둘러싸고 있는 림프절로 구성된다. 이들은 필수지방산과 같은 지용성 영양소를 흡수하고 병원균이 장관벽을 통과해서 혈류로 들어가는 것을 막고 있을 뿐만 아니라, 여러 면역 글로불린의 생산을 자극한다.

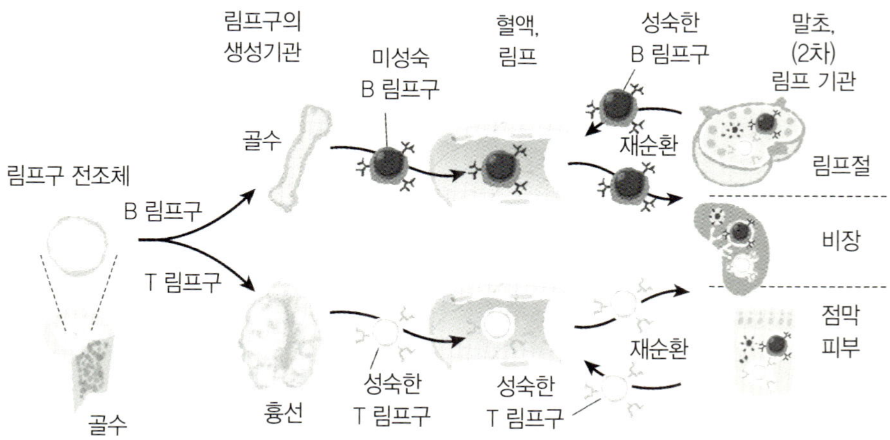

림프구의 생성과 분포

※ 출처: Abul K. Abbas, Andrew H. H. Lichtman, Shiv Pillai, "Basic Immunology: Functions and Disorders of the Immune System" (Philadelphia: Elsevier Health Sciences, 2019), 12.

소화 및 영양 흡수, 운동 및 배설, 면역 등의 기능을 하는 장에는 400종이나 되는 균이 100조 개가 있다. 이 균들은 항상 장에 존재하고, 이들이 우리 몸에 미치는 영향에 따라 분류해보면, 비피더스 균, 유산균 등과 같은 유익(有益)균, 헬리코박터균 등과 같은 유해(有害)균, 그리고 상황에 따라 유익하기도 하고 유해하기도 한 중간(中間)균 등으로 나눌 수 있다.

장내 유익균들은 면역력과 자연치유력을 높인다. 이들은 5,000종 이상의 효소를 만들고 병원균과 화학물질, 발암성 물질을 분해한다. 이들은 소화, 흡수, 대사를 돕고 비타민을 합성한다. 따라서 장이 건강하려면 건강한 음식을 먹어야 한다. 장이 건강하면 면역을 담당하는 백혈구가 포함된 건강한 피를 만들기 때문이다.

건강한 음식은 발효음식, 식이섬유 등이 풍부한 음식이다. 우리 조상들이 물려 준 밥상에는 발효 식품이 많고, 반찬들도 대부분 채소나 나물들이라서 식물성 섬유질이 풍부하다. 그에 반해 요즈음 우리가 먹는 식사는 빵과 육식이 중심을 이루는 서구식 식사로 바뀌었다. 이런 식사는 장의 건강을 위협한다. 우리 사회에 대장암이 늘어나고 있다는 것이 그 증거이다.

건강한 음식이라도 섭취하는 시간이 일정해야 장을 건강하게 한다. 현대인들은 생활도 식사도 불규칙해지면서 생체리듬에 큰 변화가 왔다. 업무 때문에 식사시간이 일정하지 않고 게다가 빨리 먹어서 식사시간을 줄여야 업무를 계획된 시간 안에 마칠 수 있으므로, 빵과 고기가 같이 들어있는 햄버거와 같은 즉석식(fast food)이나 편의점 음식들로 대충 먹는다. 늦은 시간까지 남은 업무를 하면서 야식을 먹기도 하고, 회식 때문에 밤늦게까지 음식을 섭취하기도 한다. 밤 문화를 즐기면서 야간 활동이 많아졌고, 이에 따라 장이 불규칙적으로 움직여야 해서 장내 환경에 큰 스트레스가 된다. 스트레스는 장내 환경에 치명적이다. 스트레스는 교감신경을 작동시켜서 몸을 긴장 상태가 되게 한다.

건강한 음식을 먹는 것도 중요하지만 운동을 하는 것도 중요하다. 식사 후의 가벼운 운동은 소화에 도움을 주고, 장의 유동을 원활하게 해서 변비를 예방하는 효과가 있다. 식후 10분 동안의 산책은 면역력을 높여줄 뿐 아니라 장의 유동 운동을 도와주어 배변에 도움이 된다. 변비를 그대로 두면 노폐물이 쌓여 장내 세균의 균형이 무너진다. 결과적으로는 면역력이 약해지는 것이다.

4) 면역 반응

바이러스, 세균 등의 병원균이 인체에 침입하면, 이를 방어하기 위해서 몸에 있는 면역세포들이 작용한다. 병원균에 의해 세포의 이상이 생겼을 때도, 이를 원형으로 되돌리기 위한 반응이 일어난다. 이와 같은 반응들을 면역반응이라고 한다. 변이된 세포가 증식되면 암으로 발전하는데, 이를 막아주는 것이 면역반응이다. 쉽게 말하면 병원균에 의한 감염을 방어하기 위해, 면역세포가 질병을 일으키는 원인이 되는 항원 을 제거하는 반응이다. 이러한 면역반응에는 자연면역과 획득면역이 있다.

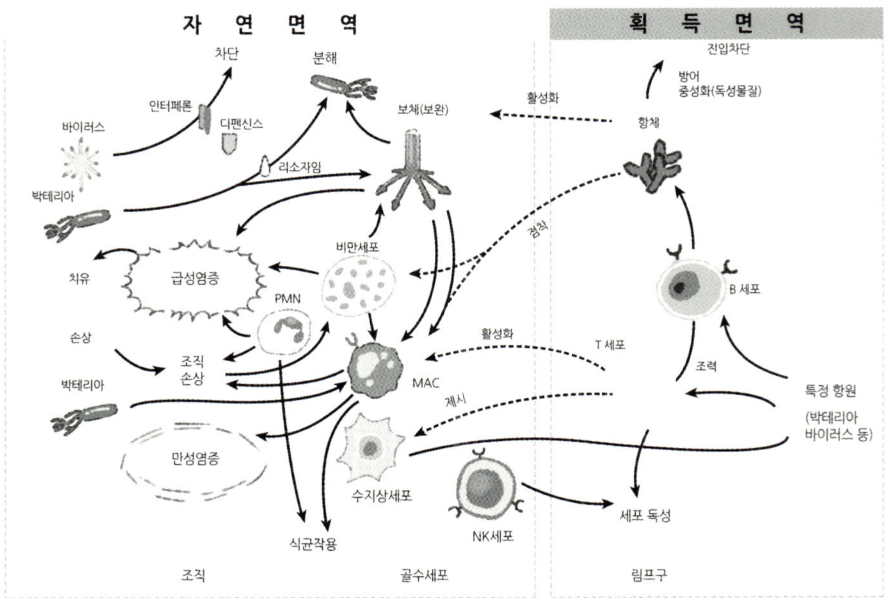

※ 출처: https://www.creative-diagnostics.com/innate-and-adaptive-immunity.htm

자연면역

면역계는 '나'와 '남'을 식별할 수 있는 능력을 기본으로 하며, '남'을 방어하여 '나'를 지키는 능력은 부모에게 물려받아 자연적으로 형성되어 자연면역이라고도 하고 선천적으로 가지고 태어났으므로 선천면역이라고도 한다. 외부로부터 받아들이는 것이 아니라 이미 몸 속에 존재하기 때문에 내재면역이라고 불리기도 한다. 자연면역은 '나' 아닌 것을 아주 빠르게 공격하여 방어한다. 초기 진압을 확실하게 하여 침입자를 없애는 것이 자연면역의 핵심역량이다. 이 임무를 감당하는 것은 NK세포, NKT세포, 수지상세포, 대식세포, 비만세포, 등이다. 이 세포들은 '남'이라고 인식되는 것은 무차별적으로 공격하여 괴멸시킨다. '남'을 인식해야 하는 임무이기 때문에 인체가 외부환경과 만나는 최전선에서 일어나는 면역반응이다. 미세먼지나 꽃가루가 코에 들어오면, 점막에서 이런 것들을 몸 밖으로 내보내기 위해 재채기를 하거나 콧물이 나는 것이 대표적인 선천면역이다. 미세먼지엔 너무 오랜 시간 노출되면 눈이 따갑고 목이 칼칼해진다. 이것은 몸에서 항원과 싸우고 있음을 알리고 위험 신호를 내보내는 경보이다. 숨 쉴 때 공기를 흡입하면 코의 점막에서 제일 처음 반응하고 그다음은 폐에서 반응하게 된다. 먼지나 미세먼지, 그리고 담배연기 등이 인체로 들어오면 가래를 만들어낸다. 이것도 이물질에 대한 선천면역 반응이다. 호흡기뿐 아니라 피부에서도 자연면역반응이 일어난다. 피부에 이물질이 접촉하면 간지러움을 느끼게 되고, 상처가 나면 세균이 침투하지 못하도록 진물이 난다. 이러한 1차 면역반응은 장에서도 일어나고 생식기에서도 일어난다.

자연면역세포 중에 피부나 점막에 있는 수지상세포와 모든 조직에 있는 대식세포는 최전선 방어 용사답게 우리 몸 전체를 돌아다니며 침입자가 있는지를 감지한다. 침입자가 포착되면 수지상세포는 침입자의 특성을 정확히 표시하고 나무의 가지처럼 자기 몸을 전개하여 포위하고 식작용을 한다. 대식세포는 사이토카인을 방출하여 과립구에게 출동명령을 내리고 침입한 항원을 공격한다. 과립구가 출동하여 식균작용을 하면 감염된 부위가 붉게 되고, 열이 나고 통증이 있는 염증을 일으킨다. 이것은 감염 부위를 치료하려는 과정에서 일어나는 반응이다. 과립구는 이러한 반응을 일으키면서 2차 저지선을 구축하도록 후천면역세포들을 호출한다. 이렇게 우리 몸은 스스로 알아서 건강을 유지하기 위한 작용을 한다. 그런데 어떤 증세가 나타난다고 그것을 치료하기 위해 항생제를 과다 투여하면 몸속에 있는 이런 시스템이 제대로 작동하지 못하게 된다. 일시적으로는 증세가 호전되는 것 같다고 할 수 있지만, 점점 건강을 잃게 되는 것이다. 과도하게 투여되는 항생제가 면역시스템을 망가트리기 때문이다. 자연면역은 환경이나 자신의 건강상태 또는 병원균의 독성 강도에 따라 변하게 된다.

획득면역

우리 인체는 태어날 때 부여받은 면역시스템과 함께 성장하면서 환경에 적응하듯이 환경에 맞는 면역시스템이 조성된다. 이것을 적응면역, 획득면역, 후천면역 등으로 부른다. 획득면역은 성장하면서 획득하게 된 면역이다. 이는 환경과 밀접한 관계가 있다. 앞에서 언급한 것처럼 어린아이들이 먼지가 많은 곳에서 자란 경우 폐 기능의 80%밖에 사용할 수 없게 되었다는 것과 같은 것이다.

획득면역을 감당하는 면역세포는 림프구이다. 림프구에는 T세포와 B세포가 있는데, T세포는 감염된 세포 안으로 들어가 세포 자체를 공격하고, B세포는 세포 밖에서 침입자에게 꼭 맞는 항체를 만들어 전투를 벌인다. 자연면역을 1차 방어선이라고 한다면 획득면역은 2차 저지선이다. 그러므로 선천면역보다 반응이 느리게 나타난다. 선천면역세포인 대식세포와 수지상세포는 몸 전체를 순찰하는 데 반해, 림프구는 혈관과 림프관을 따라 순환하면서 특정 항원에 반응한다. 수지상세포가 전해준 침입자의 정보에 맞게 림프구가 T세포와 B세포가 된다.

획득면역 세포들은 침입자를 막아낼 때 사용했던 모든 정보를 평생 기억하며, 같은 공격이 반복될 때에는 더욱 신속하게 방어작용을 한다. 이런 원리를 이용해 백신을 개발하게 되었다. 획득면역은 항체투여나 예방접종 등으로 증가한 면역능력으로 체액성면역이나 세포성면역이 될 수 있다.

B세포는 표면에는 항원에 꼭 맞게 반응할 수 있는 면역글로블린분자, B세포 수용체가 결합할 수 있도록 되어 있다. 이렇게 되면 항원에 반응하는 항체가 생성된다. B세포 표면에 결합할 수 있는 B세포 수용체는 약 100000개 정도로 추정하고 있다. 항원에 따라서 수용체가 결합하는 부위는 서로 다르며 T세포의 도움으로 항체반응이 일어난다. 항원의 표면이 딱딱한 경우에는 보체라는 것이 구멍을 내주어 항체가 항원에 작용할 수 있게 해준다. B세포의 작용에 의해 항원에 꼭맞는 항체가 반응하는 것이 체액성 면역이다. 반면에 세포성 면역은 T세포가 매개하는 면역 작용이다.

T세포에는 도움 T세포, 킬러 T세포 그리고 조절 T세포가 있다. 도움 T세포는 식균작용은 하지 않고 이름처럼 도움을 주는 세포이다. B세포가 항체를 생산하는 데 필요한 정보를 교환하도록 사이토카인을 분비하여 B세포의 증식과 분화를 조절한다. 단핵구와 대식세포를 활성화하는 사이토카인을 분비하는 T세

포도 있다. 이렇게 단핵구와 대식세포가 활성화되면 염증반응을 일으킨다. 도움 T세포는 킬러 T세포의 성숙에 관여하기도 한다. 킬러 T세포는 체내에 침입한 세포에 접촉하여 세포 표면에 치명적인 손상을 입히고 독성물질을 분비하여 살해한다. 조절 T세포는 정보를 공여한 대로, 모든 과정이 잘 끝났는지를 다시 점검하여, 다른 면역세포들이 과도하게 반응하여 '나'를 파괴하지 않도록 유도한다. 조절 T세포는 류마티스관절염, 인슐린의존성 당뇨병 등의 자가면역질환이나 장기이식의 경우 등에 관여하여 면역반응을 조절하는 임무를 한다. 다시 말하면, 조절 T세포는 면역체계가 '나'를 공격하는 위험에 빠지지 않도록 해준다. 정리하면 항체를 통해서 반응하는 것을 체액성 면역, 킬러 T세포를 통해서 반응하는 것을 세포성 면역이라고 한다.

B세포에 의한 면역반응이 일어날 때 특정 항원에 대한 반응이 정확하게 일어나지만 간혹 오류가 나서 B세포 수용체가 항원에 결합하는 힘이 약하거나 항원에 결합하지 못하는 수용체를 가진 세포가 만들어지는 경우가 있음이 발견되었다. 심지어는 자신을 공격하는 항체가 만들어지기도 한다. 정상 조건이라면 이런 세포들은 제거되고 조절 T세포에 의해 소멸되지만 정상 조건이 아니라면 자가면역반응을 일으켜 질병이 발생하게 된다.

3절 우리의 건강을 지키는 생활

우리 몸에 있는 질병은 생활습관을 바꾸면 고칠 수 있다. 암 환우들에게 의사가 치료를 위해서 가장 먼저 이야기하는 것은 생활습관을 확 뜯어고치라는 것이다. 앞에서 살펴본 것처럼 우리 몸에는 신이 준 면역시스템이 있기 때문이다. 한방에서도 몸을 이루고 있는 음양의 기운이 조화를 이루어야 한다고 한다. 우리 몸은 정(精)·기(氣)·신(神)으로 구성되어 있다. 이 사실은 양자 의학이 증명하였다. 양자 의학은 인체가 몸, 양자파동장, 마음으로 구성되어 있다고 본다. 양자 의학에서 말하는 몸은 장기, 조직, 세포 같은 것들이고 양자파동장은 장기, 조직, 세포의 주변에 흐르는 파동이다. 이것을 한의학과 연결해 보면 정(精)은 몸이고, 혈맥 주변의 보이지 않는 파동은 기(氣)이고, 신(神)은 마음이다. 정(精)·기(氣)·신(神)이 조화를 이루고 있으면 아무런 질병도 발생하지 않는다고 한다. 양자역학도 몸, 양자 파동장, 마음이 조화를 이루어야 한다고 말하는 것이다. 우리 몸은 우주를 품고 있는 소우주이다. 삼라만상이 균형을 이루고 있듯, 우리 몸도 조화를 이루어야 건강한 것이다. 조화를 이루기 위해서 부조화한 생활습관을 확 뜯어고쳐야 한다.

10여 년 전만 해도 질병의 대부분이 염증이었는데, 요즘에는 병에 걸렸다고 하면 대부분이 암이다. 예전에는 암에 걸렸다고 하면 대부분 방사선 치료와 항암제를 투여했는데, 요즘은 암을 비롯한 각종 질병을 자연면역요법으로 고쳐 보려는 시도가 늘어나고 있다. 이 방법은 미국과 같은 선진국에서는 이미 일반화된 방법이다. 자연면역요법으로 암을 비롯한 병을 치료하는 것은, 우리 몸에 있는 면역시스템을 바로 잡아 건강을 되찾게 해주는 것이다. 그러기 위해서는 건강한 식사를 해야 하고 건강한 생활습관으로 확 뜯어고쳐야 한다.

1) 면역력을 높이는 밥상

히포크라테스는 음식으로 못 고치는 병은 약으로도 못 고친다고 했다. 약보불여식보(藥補不如食補)라 하여 약이 음식만 못하다고도 하였다. 밥이 보약이라는 말과 같이 면역력은 건강한 밥상에 달려 있다. 건강한 식사를 하면 건강을 유지할 수 있고, 잃은 건강도 되찾을 수 있다.

통째로 된 음식 먹기

통째로 된 음식이란, 식재료를 통째로 먹는 음식이다. 논에서 수확한 벼의 꺼끌꺼끌한 겉껍질만 벗긴 것을 현미라고 한다. 현미가 모든 사람에게 유익한 것은 아니지만, 소화가 어려운 사람들도 조금씩 섞어서 먹으면서 그 양을 늘려가면 된다. 현미에는 세포의 원료가 되는 단백질과 면역의 열쇠가 되는 미네랄과 식이섬유, 신진대사를 촉진하는 비타민 등 신체에 필요한 영양소가 골고루 들어있다. 흰쌀밥을 먹고 화학제품인 영양보조제를 먹는 것보다는 현미를 먹는 것이 훨씬 좋다.

멸치나 새우를 볶아서 먹을 때도 통째로 먹는다. 새우의 껍질에는 키틴질이라고 하는 동물성 식이섬유가 풍부하게 들어있다. 멸치는 뼈를 튼튼하게 해주는 칼슘의 보고이다. 멸치에는 꽁치의 10배에 달하는 칼슘이 들어있다. 어린이의 성장과 어르신들의 골다공증 예방에 좋다. 멸치에 들어있는 불포화지방산인 EPA, DHA 등의 성분은 혈관에 콜레스테롤이 쌓이는 것을 방지하여 혈관을 건강하게 해주고, 뇌세포가 활발하게 활동하는 것을 도와 기억력을 향상한다.
참깨, 들깨 등과 콩류도 통째로 먹는다. 들깨에 풍부하게 들어있는 알파리놀렌산은 혈관에 혈전이 생기는 것을 막아주고 혈액이 원활하게 흐르도록 하여 고혈압과 심장질환 예방에 도움이 된다. 이것은 면역기능의 정상화를 도와 알레르기 질환을 예방하는 데도 효과적이다. 칼슘은 골다공증을 예방하는 데 유용하다. 철분은 빈혈을 막아주고 아연은 신진대사를 촉진한다. 콩에는 양질의 단백질, 당질, 비타민, 미네랄, 식이섬유 등이 들어있다. 콩을 '밭에서 나는 쇠고기'라고 말할 만큼 아미노산의 종류가 육류와 비교해도 손색이 없다. 검은콩에는 그리시테인이라는 항암 물질이, 렌틸콩은 식이섬유가, 병아리콩은 칼슘이 우유의 6배나 들어있다. 콩에는 골밀도를 높여주고 유지해주는 효능이 있다. 남미의 장수 마을인 빌카밤바 주민들의 주식은 유기농으로 재배한 콩이다.
콩나물을 다듬을 때 대가리를 떼는 사람들도 있다. 콩은 대가리에 있는 영양분으로 성장하는 것이다. 콩나물 대가리에는 g당 616.10㎎으로, 몸통 390.54㎎, 뿌리 278.89㎎에 비해 아미노산이 더 많이 들어있다. 이것은 술 마실 때 몸속에 생긴 독성물질인 아세트알데하이드를 분해한다. 콩나물 대가리에는 아이소플라본이라는 성분도 들어있는데, 이것은 여성의 갱년기 장애를 줄이고 유방암과 골다공증, 관상동맥질환 예방에 효과적인 생리활성 물질이다.
통째로 된 음식의 핵심은 영양의 균형이다. 이런 음식을 먹음으로써 면역력을 향상할 수 있다.

발효된 음식 먹기

발효된 음식이란 된장, 간장, 청국장 등과 같이 미생물이 작용하여 소화흡수가 쉽도록 숙성된 것들을 말한다. 발효된 음식을 먹으면 몸에 유익한 미생물을 그대로 섭취할 수 있다. 우유를 유산균으로 발효시킨 요구르트나 콩에 낫토균을 넣어 발효시킨 낫토 등도 발효 음식이다. 이러한 발효 음식들은 식재료가 가지고 있는 영양소와 미생물이 지닌 유효성분 그리고 발효과정에서 생기는 효소까지 함께 섭취할 수 있다는 장점이 있다. 유산균은 장의 활동을 활성화하고, 효소는 소화흡수를 좋게 한다. 앞에서 장에는 면역세포의 70%가 있다고 했다. 장이 활성화되고 더 많은 영양분을 흡수하면, 면역세포들의 활동을 더 왕성하게 하여 면역력을 증진시킬 수 있다.

채식으로 식이섬유 섭취하기

겨우내 말린 무청을 조리해서 먹는 시래기에는 식이섬유가 풍부하게 들어있다. 시래기뿐 아니라 모든 종류의 채소, 해조류, 버섯류 등에는 식이섬유와 함께 미네랄이 들어있다. 특히 버섯에는 베타글루칸이 들어있어서 면역력 향상에 좋다. 채소를 먹을 때는 가열하거나 조미하지 않고 카레 가루, 바질, 파슬리, 올리브유 등과 곁들여서 생으로 먹어도 좋다. 카레에는 커큐민이라는 성분이 들어있어서, 암의 공포에서 벗어나게 해준다. 바질의 씨앗을 샐러드에 뿌려서 먹으면 동맥경화와 협심증, 심근경색증, 중풍 등을 예방하고 피부염과 불임증, 암을 예방・치료하는 효과가 있다. 혹 임신 중이라면 바질 씨앗보다는 다른 것을 첨가해서 먹는 것이 좋겠다. 파슬리에는 하루 권장량의 절반이 넘는 비타민C가 들어있다. 비타민C의 효과는 익히 알고 있을 것이다. 비타민C는 상처가 빨리 낫도록 도와준다. 면역체계에 관여하기 때문이다. 파슬리에는 폴리페놀도 들어있는데, 이는 비타민보다 더 좋은 항산화제다

식이섬유가 풍부한 음식을 먹을 때는 오래 씹게 된다. 오래 씹으면 오래 씹을수록 소화를 도와주는 침이 더 많이 분비되고 소화를 도와준다. 또한, 섭취한 식이섬유는 위나 장에서 수분을 흡수하여 팽창하게 된다. 이렇게 되면 장을 자극하여 활발하게 움직이게 한다. 식이섬유는 농약과 같이 우리 몸에 불필요한 이물질을 흡착해서 변과 함께 배출된다. 장이 깨끗해지면 소화를 돕는 유익균이 늘어나게 된다. 그 결과 면역력이 높아진다는 것이다.

건강한 물 마시기

식사 후에 물을 마시는 것에 대해서도 찬반의 논리가 있다. 다른 사람이 좋다고 해서 내 몸에도 좋은 것은 아니다. 본초학을 공부해 보니 모든 것의 균형이 중요하다는 생각이 들었다. 내 몸의 상태가 항상 일정한 것도 아니고, 스트레스를 받으면 교감신경이 작동된다. 그래서 몸이 긴장하게 된다. 긴장을 풀어주어야 건강을 해치지 않을 수 있다. 물 한 모금 마시고 긴장했던 몸을 이완시켜 주자. 수분은 부교감신경의 기능을 활성화한다.

우리 몸에서 소변이나 땀 등으로 하루에 배출되는 수분의 양은 2.5l이다. 체내에서 영양소를 연소할 때 발생하는 수분과 식사 때 섭취하는 수분의 양으로는 부족하다. 적어도 1.5l 이상은 보충해주어야 한다. 그렇게 하지 않는다면 우리 몸은 건조한 상태가 되어 혈액순환이 나빠지게 된다. 혈액이 말초신경까지 공급되지 않으면 손발이 차게 된다. 혈액은 산소와 영양분을 공급하는 것으로 알려져 있다. 혈액순환이 되지 않는다는 것은 산소와 영양의 공급이 되지 않는다는 것이다. 건강한 몸을 위해서 하루에 1.5l 이상의 물을 마시자. 물을 마실 때는 한꺼번에 다 마시지 말고, 한 모금씩 여러 차례 나누어 마시자. 한 번에 다 마시면 몸에 흡수되는 양보다 배출되는 양이 더 많다. 몸이 흡수할 수 있도록 천천히 여러 번 나누어 마시면 좋다.

사기오미(四氣五味) 음식 먹기

사기(四氣)는 한방에서 한열온량(寒熱溫良)이라 이르는 것이고, 오미(五味)는 말 그대로 다섯 가지 맛을 말하는 것이다. 음식 중에는 우리 몸을 시원하게 하거나 차게 하는 것, 따뜻하게 하거나 열을 내게 하는 것도 있다. 우리 몸의 온도는 36.5℃이다. 그런데 생명 활동에 필요한 효소가 활발하게 작용할 수 있는 최적 온도는 37.2℃로 알려져 있다. 몸을 따뜻하게 유지하는 것만으로 면역력을 유지할 수 있다는 말이다. 복부가 냉해지면 장기들도 냉하게 되고, 혈액순환 장애로 장기의 기능이 떨어진다. 체온이 1℃ 떨어지면 몸의 대사는 12%가 감소하고, 면역은 30%나 떨어진다. 체온 1℃를 올리면 면역력이 5배나 좋아진다. 한의학에서 말하는 온성이나 열성의 음식을 먹어서 몸을 따뜻하게 유지하는 것이 좋다. 반대로 몸에 열이 많은 사람은 시원한 음식을 먹어서 체온을 일정하게 유지해 주면, 면역력 유지에 도움이 된다.

오미(五味)는 달고, 쓰고, 시고, 맵고, 짠 다섯 가지 맛이다. 이 다섯 가지 맛은 우리 몸에 골고루 필요하다. 대체로 단맛은 좋아하지만 다른 맛은 싫어한다. 단맛은 감미완화(甘味緩和)라 하여 몸을 보하면서 긴장을 완화시키고 조화롭게 한다. 봄에 입맛이 없을 때는 씀바귀를 먹으면 입맛이 돌게 한다. 고미설(苦味泄)이라고 했다. 쓴맛은 열을 내려주고 습을 배출한다. 요즘은 쓴맛이 없는 씀바귀도 있다. 여름철에 먹는 오이냉국, 미역냉국에는 식초를 많이 넣는다. 신맛은 유기산을 함유하고 있어서 식욕증진의 효과가 있다. 또한, 설사를 멈추게 하고 부패를 방지하고 갈증을 풀어주는 역할을 해서 건강을 지켜 주기 때문이다. 매운 고추장에 밥을 비비거나, 매운 떡볶이를 먹으면 땀이 쭉 흐르고 정신이 번쩍 난다. 매운맛은 열을 발산하고 기가 원활하게 흐르게 한다. 땀을 많이 흘렸을 때는 짠 소금이 맛이 있다. 소금이 체내의 전해질의 균형을 맞춰주기 때문이다. 짠맛은 단단한 것을 부드럽게 하고 기를 아래로 내려보내는 작용을 한다. 어떤 이들은 죽염은 좋은데, 일반 소금은 독약인 것처럼 말하기도 한다. 소금은 인체를 구성하는 성분이면서 혈액과 세포, 뇌와 신경을 네트워크하는 데 필수불가결한 성분이다. 소금에는 우리 몸에 꼭 필요한 아연, 철, 칼슘, 마그네슘, 수소, 나트륨, 인과 같은 미네랄이 함유되어 있다. 소금은 삼투압 작용을 유지하기 위해 필수적이다. 소금이 부족하면 탈수가 일어나고 부종이 생긴다. 소금은 이런 것들을 막아주어서 우리 몸에 꼭 필요하다. 과다하게 섭취된 소금은 소변으로 배출되고 체내에는 일정하게 유지된다. 또 소금은 피를 건강하게 해준다. 활기찬 삶을 누리려면 혈액의 건강을 지켜야 한다. 그러려면 소금이 필요한 것이다.

즐거운 마음으로 먹기

'뭐는 뭐에 좋고, 뭐는 뭐에 안 좋고' 하는 식으로 너무 예민하거나, 뭐는 하루에 요만큼은 꼭 먹어야 한다거나 하여, 식사에 과도한 규칙을 세우면 오히려 해가 된다. 식사에 대한 과민한 반응은 스트레스를 받게 한다. 스트레스는 만병의 앞잡이이다. 꼭 이것만은 해야 한다는 마음은 지금부터 버리기 바란다. 지금 못 먹은 것은 다음에 먹으면 된다.

식사는 편안한 마음으로 하는 것이 좋다. 중요한 것은 영양의 균형을 이루도록 음식을 골고루 먹는 것이다. 이렇게 하면 몸의 면역력을 높여서 건강을 지킬 수 있다. 즐거운 마음으로 식사를 하면 몸과 마음의 긴장도 풀리고, 음식도 더 맛있다. 편안한 마음으로 식사를 하면, 유익한 성분을 더 효과적으로 흡수할 수 있다. 면역력 강화를 위해서 반드시 편안하고 즐거운 마음으로 식사하기를 권한다.

음식을 먹을 때는 꼭꼭 씹어서 먹자. 오래 씹으면 침이 많이 분비되어 면역 글로불린과 항균물질들이 음식에 포함된 세균과 유해균을 제거해준다. 음식을 씹는 동안 입과 위, 췌장, 소장에서 소화액이 충분히 분비되어 영양성분이 충분히 흡수되도록 한다. 음식을 씹으면 귀밑에 있는 이하선에서 파로틴이라고 하는 호르몬이 분비되어 혈액과 함께 온몸에 퍼지게 된다. 이 호르몬은 뇌와 얼굴에 있는 모든 근육을 이완시키며 스트레스를 해소하며, 피부의 신진대사를 활발하게 하여 안티에이징(anti-aging) 효과도 있다. 또한, 뼈와 치아를 단단하게 해주고 어린아이들의 성장을 도와준다. 이 호르몬은 혈관의 신축성을 높일 뿐만 아니라 면역을 담당하는 백혈구의 기능도 활성화한다. 파로틴 호르몬은 얼굴의 기미와 주름을 방지하는 작용도 한다.

오래 씹는 것은 뇌의 활동을 좋게 한다. 씹을 때 뇌로 가는 혈류의 양이 증가하기 때문이다. 음식물을 오래 씹어서 잘게 부셔서 삼키면 장도 음식을 소화시키는 데 부담을 덜게 된다. 장 건강이 면역에 중요하다고 앞에서도 말했다. 야식은 장에 부담을 주니 삼가야 한다.

2) 면역을 높이는 생활

삶의 여유 갖기

완벽한 것을 추구하면 아무래도 무리하게 마련이다. 이 말은 일할 때 대충하라는 말이 아니라, 여유를 가지고 하라는 말이다. 무엇인가를 성취하기를 원하는 사람은 조금만 더하면 된다고 조급해한다. 하지만 삶의 이치를 깨달은 사람들은 같은 일을 하더라도 여유가 있다. 질병의 가장 큰 원인은 마음이다. 마음이 신경을 통해 면역력에 영향을 준다는 사실은 서양의학도 인정하고 있다. 소중한 마음을 절망으로 밀어 넣지 말고, 마음의 평정을 유지하자. 고지식하고 완고한 성격, 융통성이 없는 성격은 마음의 여유가 없고 생활을 즐기지 못하는 성격이다. 이런 성격을 지닌 사람은 암에 잘 걸린다. 늘 긴장하고 있어 아드레날린이 계속 분출되어 욱하고 화를 내기 때문이다.

가끔 숨을 깊게 들이마셔 배가 뿔룩 나오도록 복식호흡을 해보자. 급한 마음, 절망적인 마음을 가지면 스트레스가 쌓여서 건강과 면역에 좋지 않다. 암이라는 판정을 받으면 누구나 절망하게 된다. 암이라고 절망하는 마음이 제일 큰 문제이다. 요즈음은 암이 완치되는 경우가 많아지고 있다. 살려는 의지를 가지고 절망을 버리자. 여유를 가지고 다시 생각해보자. 살아날 방법은 얼마든지 있다. 우리 모두는 죽음이 정해져 있는 시한부 인생을 살고 있다. 아직 시간은 남아 있다. 암을 고치기 위해 삶의 방법을 완전히 뜯어고치자.

마음을 표현하기

고마움을 느끼고 감사하다고 말하는 것은, 우리 몸속에 있는 NK세포에 활력을 불어넣는 것이다. 고맙다는 말, 감사하다는 말은 마법과도 같은 효과가 있다. NK세포는 이런 마음을 영양분으로 삼아서 증식한다. 마음에 감동이 있으면 도파민, 엔도르핀 등의 NK세포의 먹이가 마구 분출된다. NK세포는 자기보다 4배나 큰 병원체도 방어할 수 있다. 암으로 인한 종양이라고 해도 완치될 수 있다. NK세포가 종양을 먹어치우기 때문이다. NK세포가 건강하도록 감사의 마음을 표현하자.

NK세포의 증식을 위해서는 억지로라도 웃어보자. 지금 기분이 우울하더라도 입꼬리를 조금만 올려보자. 뭔가 다른 기분이 들 것이다. 마음이 기뻐지기 시작한다. 기분이 좀 나아졌다면 배꼽에 힘을 주고 '하'라고 해보자. 조금 전보다 기분이 조금 더 나아졌을 것이다. 이번에는 '하하하'라고 해보자. 한층 좋아졌다면 15초간만 연속해서 '하'를 반복해 보자. 이렇게 웃으면 NK세포는 기하급수로 늘어난다. 이타미 지로는 웃으면 NK세포가 최대 6배나 급증한다는 놀라운 사실을 밝혀냈다. 그는 극장에 암 환자 19명을 참석시켜서 3시간 동안 마음껏 웃게 한 후에 환자들의 혈액을 검사한 결과, 혈중의 NK세포가 눈에 띄게 많아졌고, 6배나 증가한 사람도 있었다고 했다. 15초간 웃는 것은 줄넘기를 10분간 하는 것과 같은 운동 효과가 있다. 이때 분비되는 호르몬과 모든 것을 합해서 돈으로 환산하면 2,000만 원의 가치가 있다고 한다.

고맙다고, 감사하다고 말하고 웃어보자. 웃으면 복이 온다고 했다. 일로일로 일소일소(一怒一老 一笑一少) 라는 말이 있다. 한번 화내면 한번 늙고, 한번 웃으면 한번 젊어진다는 말이다. 건강을 위해 감정을 표현하는 삶을 살자. 고맙다는 말은 불안, 긴장, 공포에서 해방되어 평온한 마음을 갖게 하는 마법을 부린다.

적당한 운동하기

운동이 무조건 좋은 것은 아니다. 운동을 과도하게 하면 오히려 몸이 긴장된다. 내 몸이 원하는 운동을 적당히 하면 몸과 마음의 긴장을 풀어주어 면역력을 향상하는 효과가 있다. 운동하다 보면 땀이 나고 기분이 좋다고 느껴질 때까지가, 가장 적당한 운동이다. 이렇게 운동을 하려면 약 40분 정도의 시간이 필요하다. 시간상으로 여유가 없더라도, 식사 후에 10분 정도 산책하면서 햇볕을 쬐면 비타민 D가 몸에 쌓인다. 그리고 장의 운동을 도와서 소화에도 도움이 된다. 산책이나 맨손체조로 몸을 움직이는 것만으로도, 몸의 온기가 느껴질 정도의 운동은 면역력을 높여준다.

충분히 잠자기

잠을 잘 때 몸은 휴식하게 된다. 잠을 잘 때는 감각기관도 쉬게 된다. 이때 면역계, 신경계, 근육계, 골격계 등이 회복된다. 잠을 깊이 자지 못했을 때, 몸 상태가 안 좋다고 느껴지는 것은 기분 탓이 아니라 당연한 것이다. 잠을 통해 회복이 제대로 이루어지지 않았기 때문이다.

스트레스를 받으면 코르티솔이라는 호르몬이 부신에서 분비된다. 스트레스를 완충하기 위한 작용이다. 코르티솔은 각성하는 기능이 있어서 잠이 오지 않게 한다. 그러므로 스트레스를 받으면 잠을 잘 자지 못하고 찌뿌둥한 것이다. 잠이 부족하면 인슐린에 대한 민감도가 40% 정도 저하되어, 포도당을 운반하는 인슐린을 제대로 인식하지 못하는 인슐린 저항성으로 인해 당뇨가 발생할 수 있다.

코르티솔은 아침에 가장 많이 분비되고 오후에는 분비량이 점점 줄어들고, 저녁에는 가장 적게 분비되어야 하지만 스트레스를 받은 상태로 잠자리에 들면 오히려 그 양이 많아져 잠을 자지 못하게 한다. 앞에서도 말했지만 잠을 깊이 자지 못하면 당의 수치가 낮아지게 된다. 이렇게 되면 허기를 느끼게 되고 음식을 많이 먹게 된다. 잠을 자지 못하면 비만이 찾아올 수도 있다.

성장기의 아이들은 성장을 촉진하는 약제를 먹이기보다, 잠을 많이 자도록 해주면 좋다. 잠을 잘 때 성장호르몬이 분비되기 때문이다. 성장호르몬은 새벽 12시에서 2시 사이에 가장 많이 분비된다. 잠들고 2시간 정도 지난 시간이 이 때가 되면 가장 좋다. 이 시간에 자지 않으면 키가 많이 자라지 않을 수 있다. 잠을 잘 자면 기억력도 좋아지고 호르몬도 조절되어 건강해진다.

건강기능식품

2013~2017년까지 5년간 건강기능식품에 의해 발생한 이상 사례가 4,000여 건 넘게 신고되었다. 품목별로 보면 영양보충용 제품이 가장 많은데, 그중에서도 프로바이오틱스에 의한 이상 사례보고가 가장 많았다. 프로바이오틱스가

장내 환경을 유익균들이 생육하기 이롭게 하는 것은 사실이나 면역력이 약한 사람이 먹으면 오히려 해가 된다는 것이다. 남에게 좋다고 반드시 나에게 좋은 것은 아니다.

유산균은 장내 유익균의 대표주자인 것은 맞다. 유산균이라고 하는 것은 당질로부터 유산을 다량으로 만들어내는 세균을 통틀어 일컫는 이름이다. 유산균은 약 200종이 있는 것으로 알려지는데, 대표적으로 우리에게 잘 알려진 것이 프로바이오틱스이다.

유산균은 장에서 유해균을 억제하고 병원균의 침입을 막아, 장내세균집단을 안정시킨다. 유산균은 섭취한 음식물의 소화를 도와 영양이 잘 흡수되도록 한다. 또한, 대사 활동을 도와 미네랄의 흡수와 배출을 조절하는 기능도 있다. 장내 부패를 억제하고 설사와 변비를 막아 유해물질과 병원균을 억제한다. 장내 세균 건강을 위해서는 건강보조 식품도 필요하지만, 곡류, 야채류, 콩류, 과일류 등 식물성 식품을 섭취하여 장내세균에게 좋은 영양을 공급해야 한다.

4절 면역력이 살아야 내 몸이 산다

미세먼지로 인해 건강에 신경을 써야 하는 요즘 우리의 건강을 해치는 미세먼지와 우리의 건강을 책임지는 면역력을 주제로 지금까지 살펴보았다. 우리 몸에는 태어날 때부터 주어진 자연면역과 자라나면서 얻게 된 후천면역이 있음을 보았다. 그리고 각각의 면역반응을 책임지는 면역세포들을 알아보았다. 이들이 건강하고 활력 있게 하는 것은 건강한 먹거리와 건강한 삶이다. 여유를 가지고 마음에 감동을 표현할 수 있는 삶이 있다면, 우리 몸은 건강할 것이다. 혹 반복되는 고된 업무로 인해 건강을 잃게 되었더라도 감사할 수 있는 마음이 있다면 금방 회복될 것이다.

아토피는 주로 먹거리 때문에 발생한다. 갓 태어난 아기들은 면역체계가 제대로 형성되어 있지 않아서, 먹는 것에 신경을 많이 써야 한다. 아토피는 주로 먹거리가 바뀔 때 발생하기 때문이다. 어린이집에 너무 이른 나이에 보낸다든지, 학교 급식으로 인해 먹거리가 바뀔 때, 성인의 경우 타지에서 생활하게 되어 음식이 바뀌면 발생하게 되는 경우가 많다. 음식이 바뀌면 몸의 균형이 흐트러진다. 몸의 균형을 맞추어주어야 치료할 수 있다.

전문가들에 따르면, 암세포는 누구에게나 있다. 그런데 건강한 면역시스템이 매일 억제하기 때문에 암이 발생하지 않는 것이다. 몸에 해를 가하는 음식이나 식품을 섭취하면, 이들이 면역체계를 깨트려서 질병이 발생하게 된다. 술, 담배, 스트레스와 미세먼지와 매연, 담배연기 등으로 오염된 공기는 우리 몸에 있는 면역시스템에 공격을 가하고, 세포의 DNA에 이상을 일으켜 암이 발생하게 한다. 건강을 지키고 건강한 면역시스템을 유지하기 위해서는 건강하게 음식을 섭취하고, 건강한 생활을 해야 한다.

면역력이 살아 있어야 내 몸이 산다.

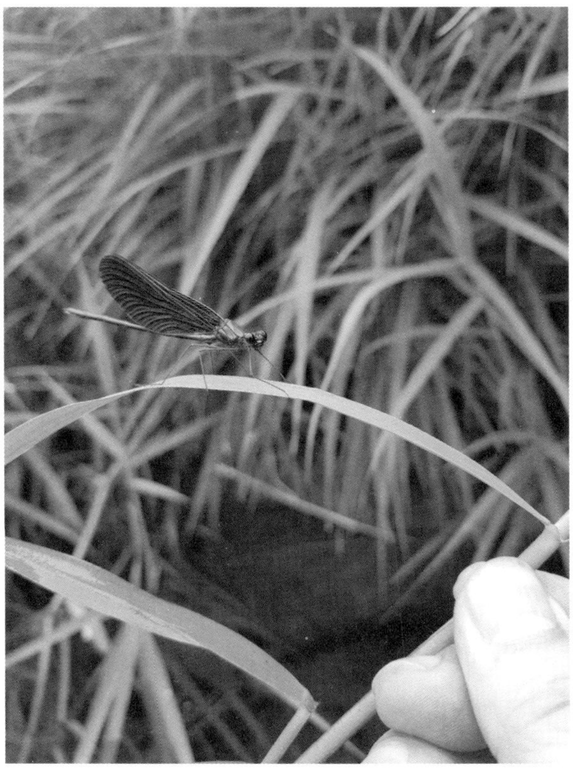

참고문헌

방태환. (2018). "기적을 만드는 식생활 혁명." 고양: 좋은땅.

아보도오루. "세계적인 면역학자 아보 도오루의 면역을 높이는 밥상." 윤혜림 역.(2019). 서울: 전나무숲.

윤태호. (2018). "암 걸을 힘만 있다면 극복할 수 있다." 용인: 도서출판 행복나무.

이길영. (2017) "바른 아토피 식이요법." 서울: 와이겔리.

이시하라 유우미. "「朝5分」で,健康になりなさい!." 이정은 역. (2012). "아침 5분 건강법(병 안 걸리고 면역력 높이는)." 서울: 아이콘북스.

______________. 體溫力 "冷え"をとれば病氣は治る!. 황미숙 역. (2010). "체온 1도 올리면 면역력이 5배 높아진다." 서울: 예인.

이시형. (2019). "면역이 암을 이긴다." 서울: 한국경제신문.

조병식. (2018). "암은 자연치유된다." 서울: 왕의서재.

조성훈. (2019). "면역의 신 NK세포." 서울: .어드북스.

최관준. (2018). "암, 시작부터 면역으로 승부하라." 서울: 더시드 컴퍼니.

퀼린패트릭. "퀼린 박사의 암을 이기는 영양 요법의 힘." 한재복, 박창은. 역자. (2017). 서울: 중앙생활사.

황성수. (2018). "당뇨병이 낫는다." 서울: 페가수스.

후나세슌스케. "병원 가지 않고 고치는 암 치료법." 이정은. 역. (2015). 서울: 중앙생활사.

___________. "우리가 몰랐던 암 자연치유 10가지 비밀." 이정은. 역. (2018). 서울: 중앙생활사.

히로시, 다카하시. "活かす血老ける血危ない血." 윤혜림 역. (2015). "나를 살리는 피 늙게 하는 피 위험한 피." 서울: 전나무숲.

의학신문. 2017년 10월 30일자.

Kumar, V., Abbas, A. K., Fausto, N., & Aster, J. C. (2014). *Robbins and Cotran Pathologic Basis of Disease* (Philadelphia, Elsevier Health Sciences)

Abbas, A. K., Lichtman, A. H., & Pillai, S. (2019). *Basic Immunology, Functions and Disorders of the Immune System* (Philadelphia, Elsevier Health Sciences)

Blausen.com staff (2014). "Medical gallery of Blausen Medical 2014". *WikiJournal of Medicine 1 (2).* DOI:10.15347/wjm/2014.010. ISSN 2002-4436.

7
미세먼지와 원예치료

서나경

먼지 한 뭉치

오늘 먼지 하나가 내게 왔다. 이 먼지의 이름은 슬픔이라는 먼지 한 뭉치다.
이 먼지를 닦아내기 위해 웃음이라는 산들바람을 띄어본다.
잠시 다시 맑아질까 봐서
오늘 먼지 하나가 내게 왔다. 이 먼지의 이름은 아픔이라는 먼지 한 뭉치다.
이 먼지를 닦아내기 위해 웃음이라는 뭉게구름을 띄어본다.
잠시 다시 맑아질 까봐서

– 진관용–

1) 식물 속에서 미세먼지 제거형태

자연의 신선한 공기를 만들기 위해 실내에서는 어떻게 공기를 정화 시킬까?
어떤 식물이 정화를 가장 많이 할까?
밤에는 어떻게 할까?
식물에서 답을 찾아 가 보고자 한다.
식물은 미세먼지 속에 떠다니고 있는 휘발성유기화합물(VOC-새집증후군의 주요 물질), 포름알데이드, 일산화탄소 등을 기공으로 흡수해서 뿌리로 보내면, 뿌리 근처의 미생물들이 분해해서 제거하고, 토양에 있는 미생물들의 영양원으로 제거하게 되는 원리로 수경재배보다 토양재배가 훨씬 효율적이라는 보고이다(잎 52%, 뿌리 48% 흡수). 또한 밤과 낮의 제거율이 다른데(물론 식물에 따라서도 다르고), 낮에 지상부 잎에서 52%, 지하부에서 48%이던 것이 밤엔 지상부에서 10% 지하부에서 90%를 제거한다는 연구결과이다. 이것은 낮에는 잎에서 증산작용이 이루어지고, 밤에는 뿌리 근처에서 미생물의 분해가 원할하다는 것이다.
국내에서 생성되는 초미세먼지 75%는 휘발성유기화합물(VOC)과 질소산화물 등에 의한 2차 생성 미세먼지이다(KBS9 뉴스, 2017.7.20).

NASA에서 연구 발표한 식물 정화 순위

어떤 식물이 가정이나 실내에서 정화 능력이 가장 클까? 중요한 문제이다.
1989년 나사에서 발표한 바에 따르면, 고사리와 같이 잎이 많고 잎 사이가 갈라져 있는 식물이 가장 흡수력이 좋다고 한다.
나사(NASA-미 항공우주국)에서 우주선의 밀폐된 공간 안에 생명유지시스템을 위해 식물을 이용한 폐수처리 및 식용 작물을 통해 효율적이고 생태적이며 다양한 관련 연구를 수행하면서, 정화 식물의 순위를 발표하였다. 50여 가지의 식물을 발표하였으나 나사에서 정한 50여 가지 순위 중 20가지를 보면 아래와 같다.

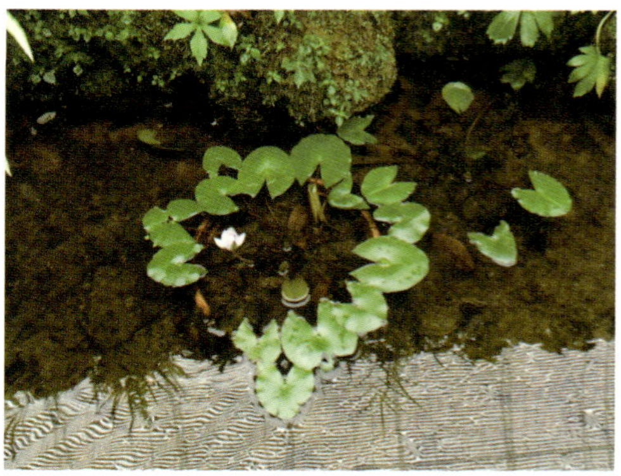

NASA에서 연구 발표한 식물 정화 순위

순위	식물명	순위	식물명
1	아레카야자	11	행운목(드라세나 맛상 게아나)
2	관음죽	12	에리르레넘(골든 포토스)
3	대나무 야자	13	네프롤레피스 오블리테라타
4	인도고무나무	14	포트멈(분화국화)
5	드라세나 자넷 크레이그	15	거베라
6	아이비(에데라)	16	드라세나 와네키
7	피닉스야자	17	드라세나 마지나타
8	피쿠스아리	18	필로덴드론 에루베스센스
9	보스턴 고사리	19	싱고니움
10	스파티필림	20	디펜바키아 콤펙타

식물별 휘발성유기화합물(VOC)

밀폐된 공간에서 식물별 휘발성유기화합물(VOC)을 제거하는 양과 음이온습도 조절 정도에는 차이가 있다.

밀폐된 실내에 미세먼지가 더 많은 것은 기정사실이고, 이 먼지를 제거하기 위해서는 자연친화적인 식물을 기르는 것이, 부작용도 적고 안전하다는 사실이다. 그러면 어떤 식물이 어떤 물질들을 얼마나 제거하고, 어느 곳에 두면 그 효과를 더 많이 기대할 수 있을까? 집안에는 인체에 해로운 어떤 물질들이 있을까?

요즈음 지어지는 집안에는 휘발성유기화합물이 400여 종이나 있다. 식물을 통한 공기정화는 식물 잎의 흡착, 기공 흡수, 뿌리 주변의 미생물에 의한 제거와 음이온 방출로 인한 공기 중의 미세먼지 제거, 공기 중에 2차 반응을 통해 전환된 휘발성유기화합물을 제거하는 방식으로 이루어진다. 식물에 따라 공기정화 능력이 다른데, 식물 간에도 정화 능력이 무려 60여 배의 차이가 있을 정도이다. 그래서 어떤 식물을 선택하는가와 집안에 두는 위치도 중요한 문제다.

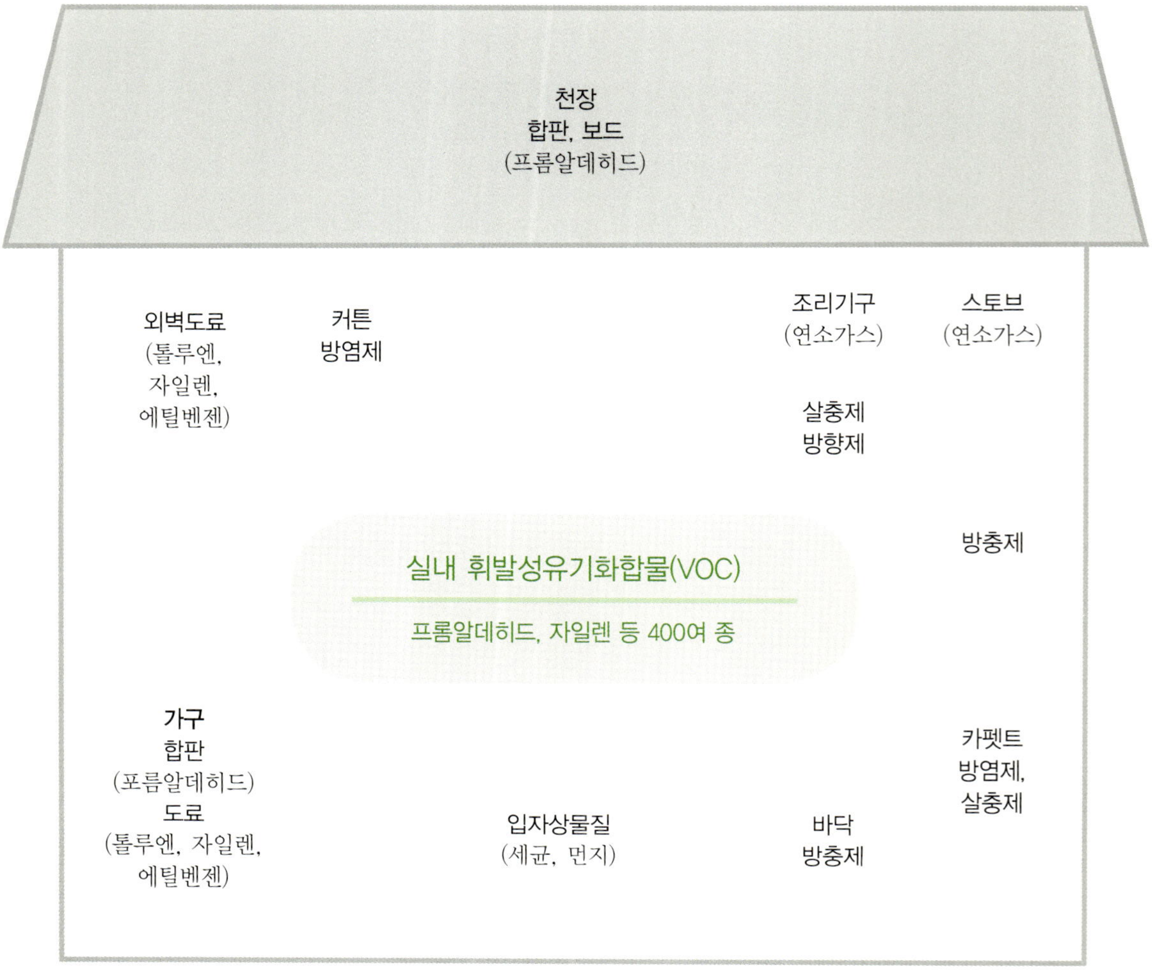
천장
합판, 보드
(프롬알데히드)
외벽도료
(톨루엔,
자일렌,
에틸벤젠)
커튼
방염제
조리기구
(연소가스)
스토브
(연소가스)
살충제
방향제
방충제
실내 휘발성유기화합물(VOC)
프롬알데히드, 자일렌 등 400여 종
가구
합판
(포름알데히드)
도료
(톨루엔, 자일렌,
에틸벤젠)
입자상물질
(세균, 먼지)
바닥
방충제
카펫트
방염제,
살충제

그럼, 시중에서 구하기 쉬운, 실내 식물의 정화 정도를 알아보자. 각종 식물의 포름알데히드 제거량은 아래 표와 같다. 국립원예특작과학원의 자료를 참고로 표를 만들어 보았다.

식물별 포름알데히드 제거량 (5시간 동안, 단위 엽 면적 당 제거량)

식물종류	식물이름	제거량($mg \cdot m^{-2} \cdot h^{-1} \cdot m^{-2} \cdot$ leaf area)
자생식물	남천	3.16
	황칠나무	3.00
	백량금	2.92
	월계수	2.80
목본성 관엽식물	구아바 '세페다'	4.78
	관음죽	3.34
	멕시코소철	2.64
	디지코데카	2.26
양치식물	고비	13.28
	부처손	9.68
	넉줄고사리	8.30
	푸른발고사리	7.24
초본성 관엽식물	접란	2.50
	디펜바키아 '마리안느'	2.48
	틸란드시아	2.46
	안스리움	2.44
허브식물	라벤다	4.24
	제라니움	3.74
	로즈마리	2.10
난식물	나도풍란	2.73
	덴파레	1.28
	호접란	1.24

다음의 표는 식물 분류별 음이온 발생량이다.

식물 분류별 음이온 발생량

분류	식물명	음이온(개/ml)
허브류	장미허브	580.0
	제라늄	538.6
	파인애플 세이지	522.0
자생식물	만병초	536.6
	먼나무	515.1
	자금우	501.4
양치류	봉의코리	361.1
	넉줄고사리	325.1
	보스턴고사리	248.3
난류	심비디움	332.0
	심비디움 교배종	323.3
	덴팔레	250.0
관엽류	뱅갈고무나무	837.1
	칼라데아	806.1
	해피트리	633.1
	개운죽	621.3

음이온 발생량이 높으며 실내 습도도 높이는 식물, 선호하는 식물을 애완식물로 기른다면 습도 유지와 향의 발생으로 상쾌한 기분을 느끼며 생활할 수 있다. 습도도 높이고 음이온 발생량도 높이는 식물은 다음의 분류별 목록과 같다.

○ 관엽류: 행운목, 홍콩야자(쉐프렐라), 마삭 줄, 무늬 털 머위, 베고니아
○ 허브류: 장미허브, 제라늄
○ 자생식물: 돈나무, 다정 큼나무, 만병 초, 심비디움
○ 양치류: 봉의 꼬리, 넉줄 고사리, 보스턴 고사리

2) 공기정화에 좋은 반려식물

천연 공기청정기라 불리는 미세먼지 제거 효과가 가장 높은 것으로는 수염 틸란데시아, 아레카 야자, 벵갈 고무나무, 야자수, 아이비, 산호수, 안스리움 등이 있다.
도시나 사무실, 가정집에서 흙 없이도 키울 수 있고, 벽에 부착하거나 천장에 거는 행잉 플랜트 즉, 공중걸이 식물이 시각적으로 인기가 있다.
또한 살균과 소독에 좋은 티트리, 심신 안정에 라벤더, 이비인후질환 치료제로 쓰이는 유칼립투스, 모기 퇴치에 좋은 구문초가 있다.

공기정화 식물들은 건조한 실내에 습도유지에 좋고 특히 인체에 해를 끼치는 포름알데히드 제거에도 효과가 있다.
정화작용이 가장 뛰어난 식물은 줄기와 잎자루가 황색이어서 황야자라 불리우는 아레카 야자다. 미항공우주국(NASA)이 포름알데히드 제거능력이 우수하다고 분석했다.
높이가 1m 이상이면 음이온과 실내 습도를 높여 준다. 1.8m 높이로 크면 하루에 수분 1L를 공기 중에 뿜는다.
산호수도 인기 공기정화 식물이다. 2016년 농촌진흥청 실험에서 실내 초미세먼지 제거 효과가 가장 좋은 것으로 나왔다. 빈방에 미세먼지를 투입하고 4시간 뒤 측정했더니 산호수를 들여놓은 방에서는 2.5 이하의 초미세먼지가 70% 줄었다. 음이온 · 습도발생량도 우수해 공부방에 두면 집중력 향상에 도움이 된다.
이밖에 꽃을 감상할 수 있고 지하 공간에서도 15일 이상 견디는 스파티 필름, 밤에 오염물질을 정화해 침실에 두기에 적합한 스투기, 천장에 매달아 키울 수 있는 틸란드시아, 병해충에 강한 테이블야자, 미세먼지뿐만 아니라 일산화

탄소 제거 능력도 좋아 부엌에 두기 좋은 스킨답서스가 공기정화 식물로 인기가 좋다.

공기 정화 반려 식물 (더불어 사는 아름다움)

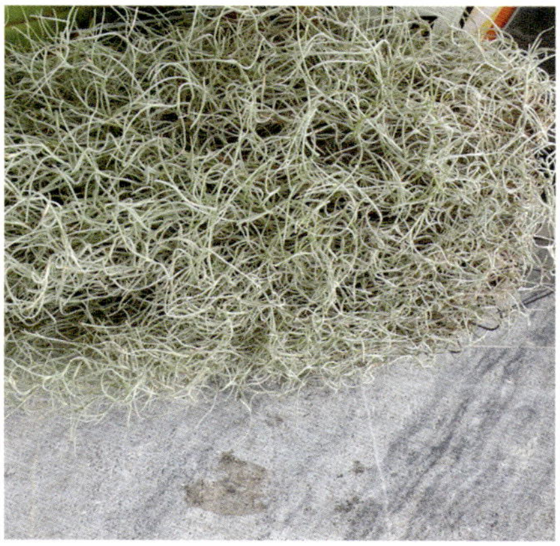

수염 틸란드시아

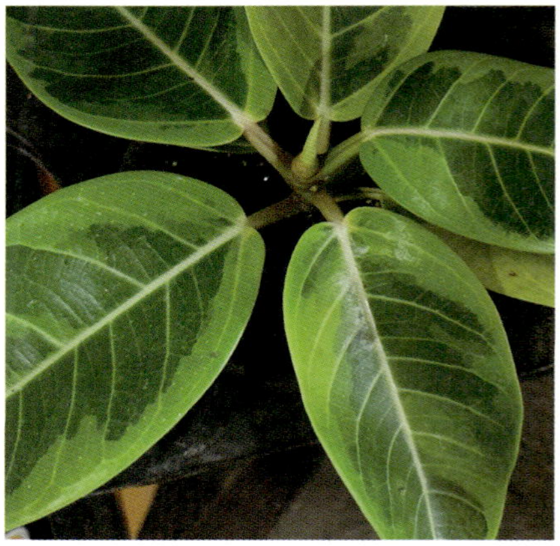

뱅갈 고무나무

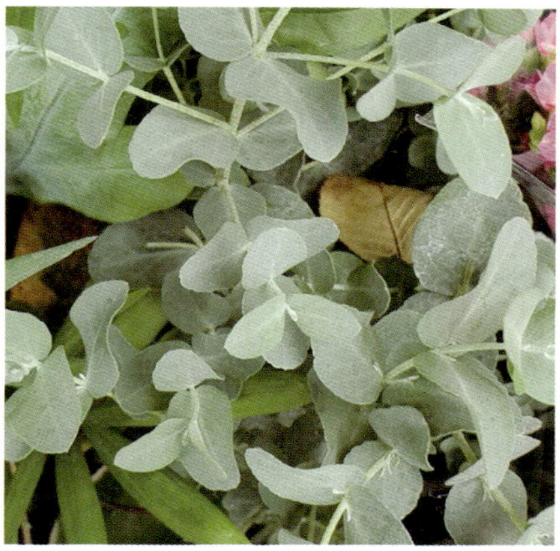

유칼립투스

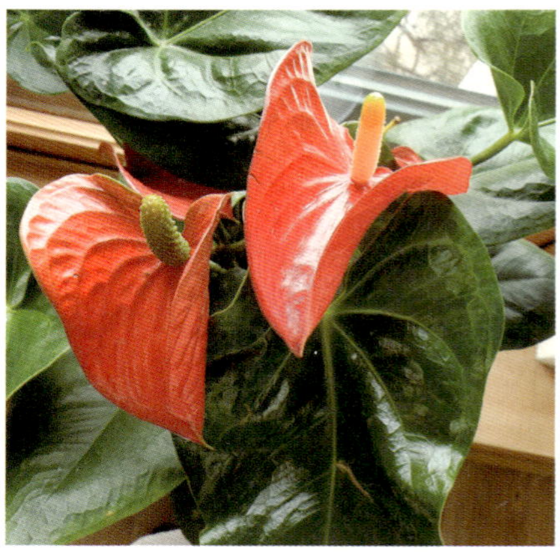

안스리움

식물의 공간 배치

공간 어디에 배치하면 효과가 더 나을까?

① 거실

거실에는 디펜바키아, 아레카야자, 인도고무나무, 호야, 보스턴고사리, 팔손이나무 등을 배치한다. 이 식물들은 포름알데히드 제거에 탁월하고 습도 유지에 효과적이며, 음이온이 많이 나온다.

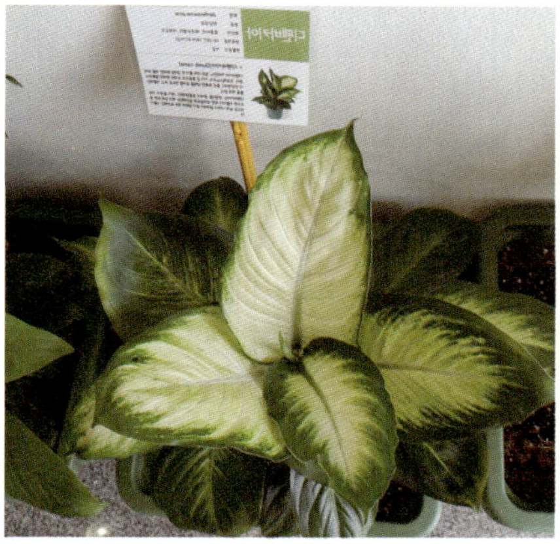

디펜바키아

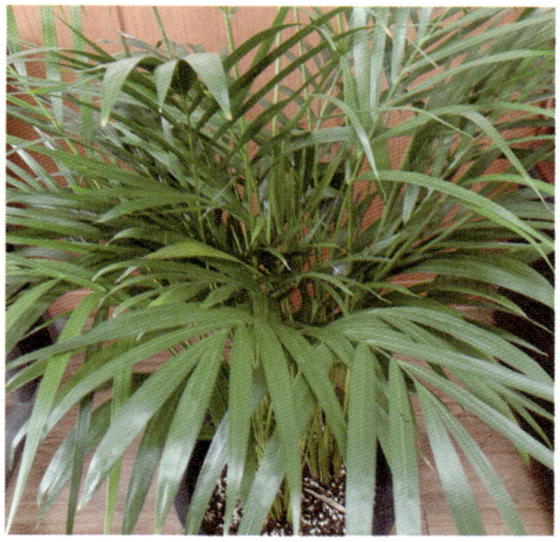

아레카 야자

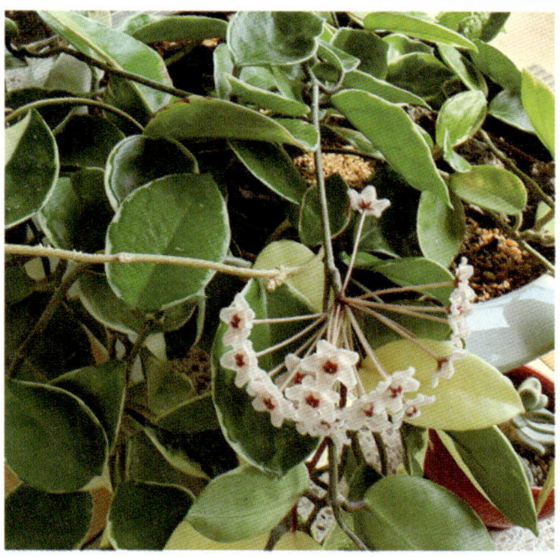

호야

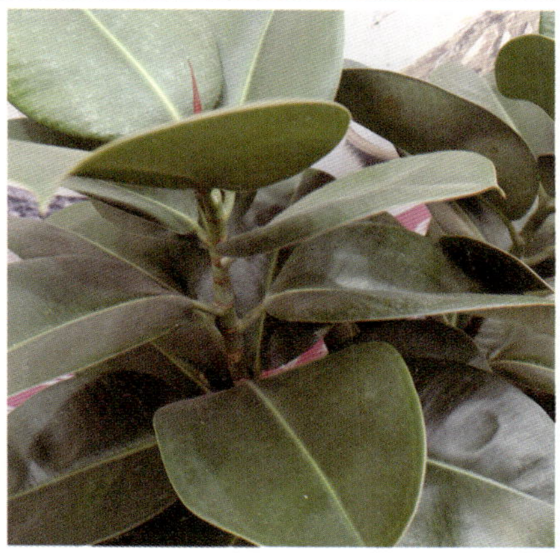

인도고무나무

② 주방

주방에는 일산화탄소를 제거하는 스킨답서스, 안스리움, 클로로피덤(접란), 디펜바키아, 쉐프렐라(홍콩야자), 돈나무, 백량금 등이 좋다.

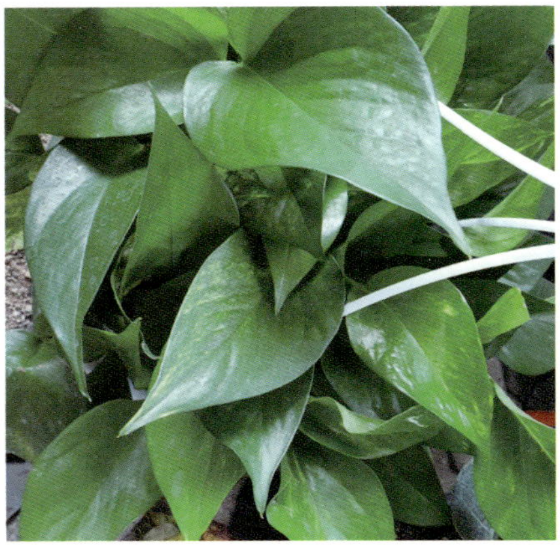

스킨답서스

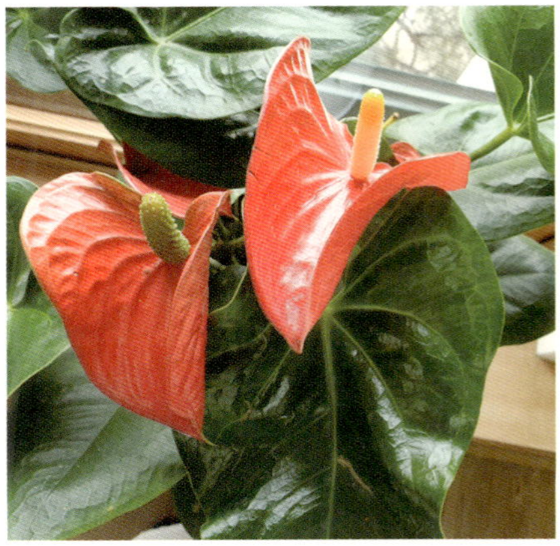

안스리움

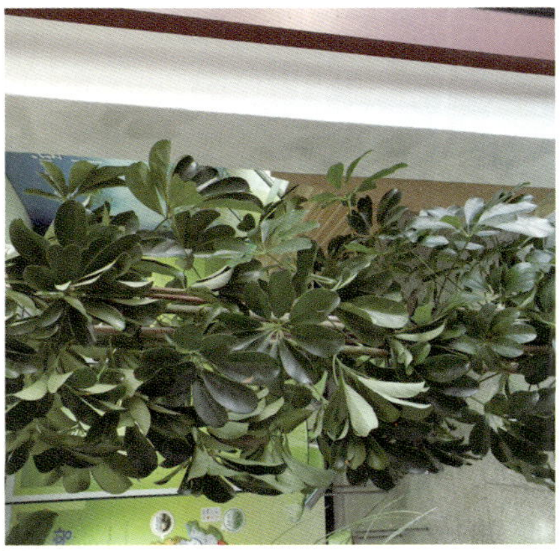

쉐프렐라(홍콩야자)

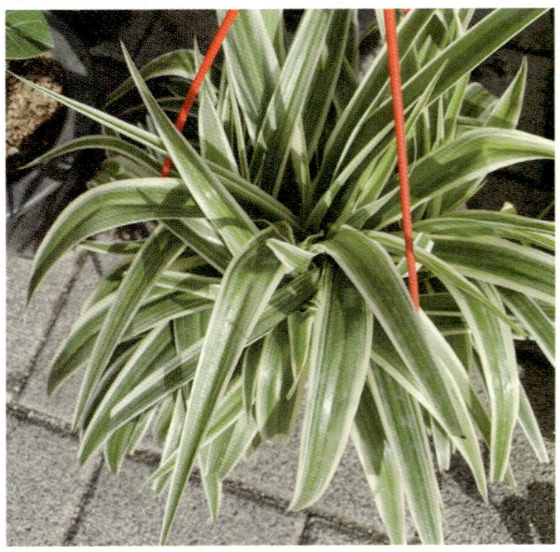

클로로피덤(접란)

③ 공부방

공부방에는 기억력 증진, 집중력과 안정감을 주는 로즈마리, 산호수, 팔손이, 칼라데아, 자금우, 피토니아 등을 놓는 것이 좋다.

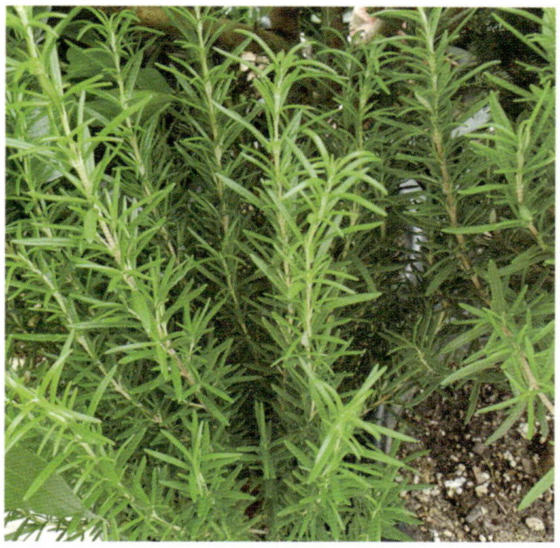

로즈마리

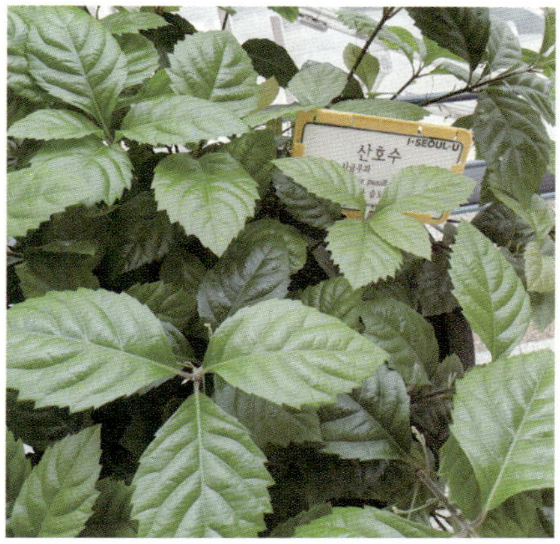

산호수

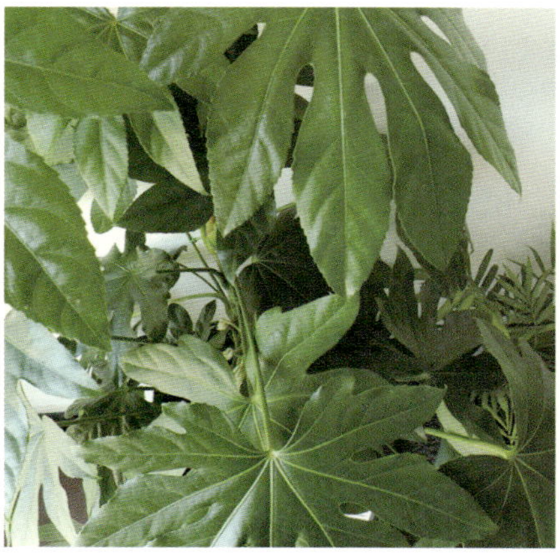

팔손이

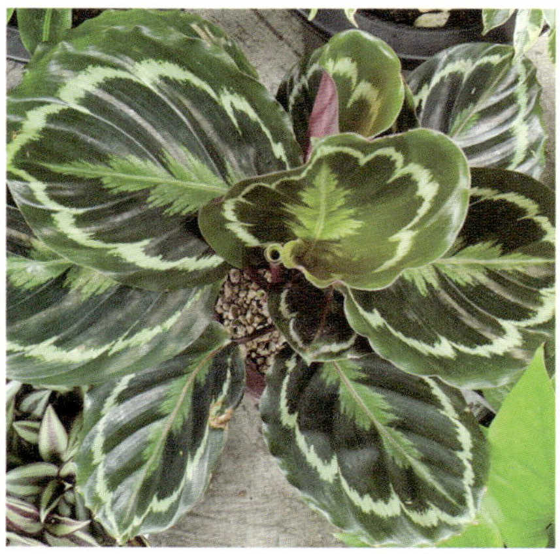

칼라데아

④ 화장실

화장실에는 암모니아를 제거하는 능력이 뛰어난 테이블 야자, 관음죽, 안스리움, 스파티필름 등을 배치한다.

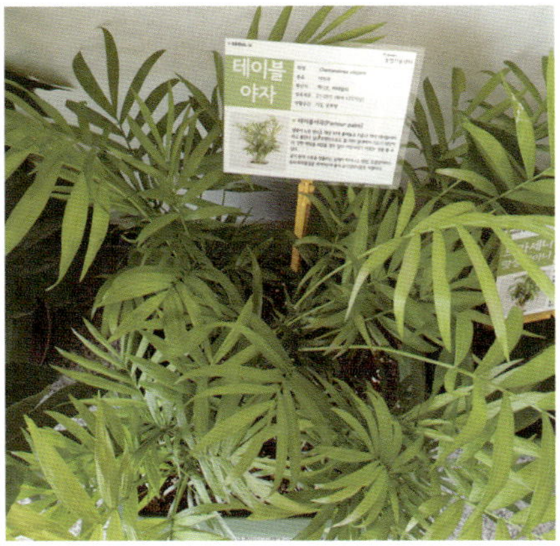

테이블 야자

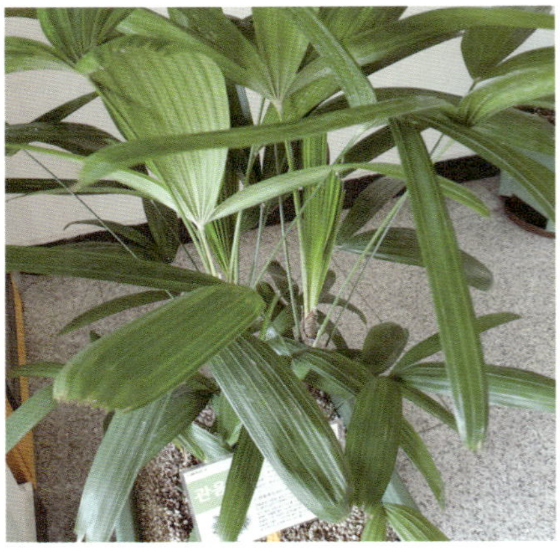

관음죽

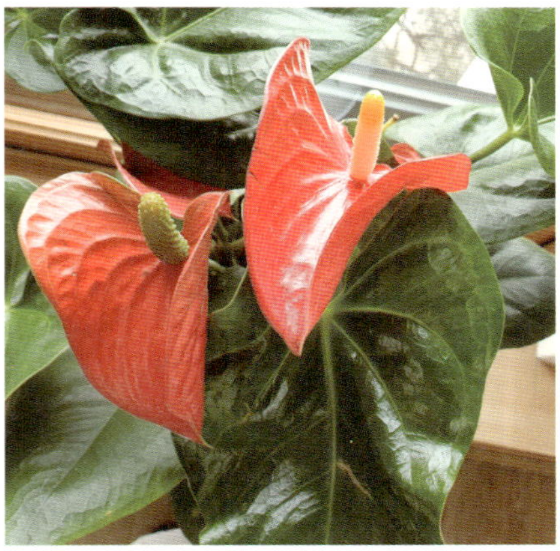

안스리움

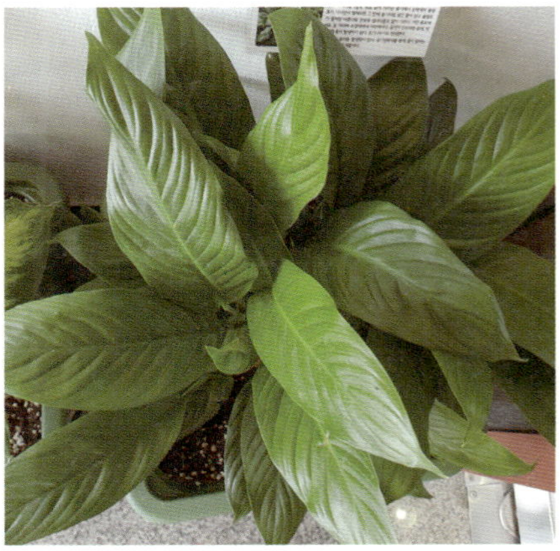

스파티필름

⑤ 침실

침실에는 공기정화능력이 좋고 새집증후군을 완화시키며 상대습도를 높이는 쉐프렐라 즉 '홍콩야자', CAM성 식물인 팔레놉시스(호접란)와 밤에 증산작용을 하는 다육식물이나 선인장류를 배치한다.

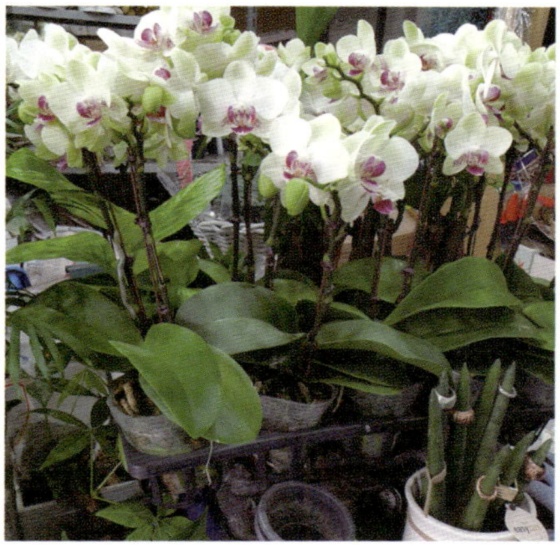

팔레놉시스(호접란)

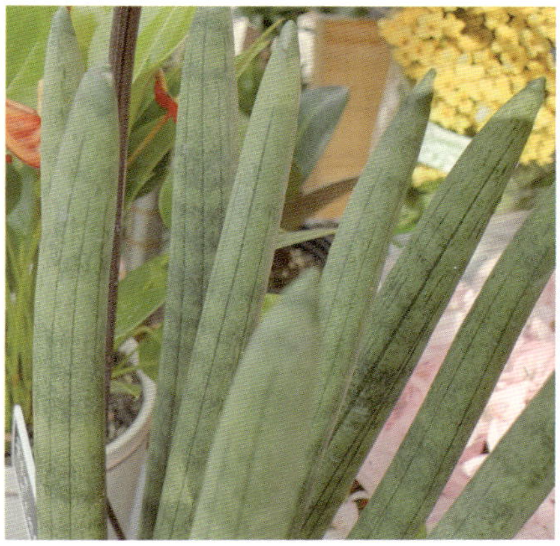

스투키

⑥ 현관

현관에는 아황산가스나 자동차 배기가스를 제거하는 벤자민 고무나무를 배치하면 좋은 효과를 볼 수 있다.

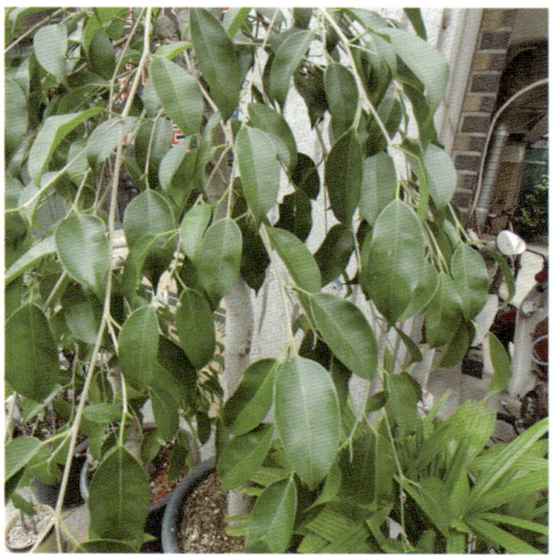

벤자민 고무나무

⑦ 베란다

베란다, 화단이나 정원에는 남천으로 꾸며 주면, 사시사철 아름다운 풍광과 신선함을 가져다줄 것이다. 하지만 식물마다 광에 영향을 받고 물, 습기와 바람에 영향을 받기 때문에 좀 더 고려해 볼 것은 좋아하는 식물의 특성에 따라 2주에 한 번 정도는 장소를 옮기면서 관리를 해주는 것이 좋다.

허브류, 꽃베고니아

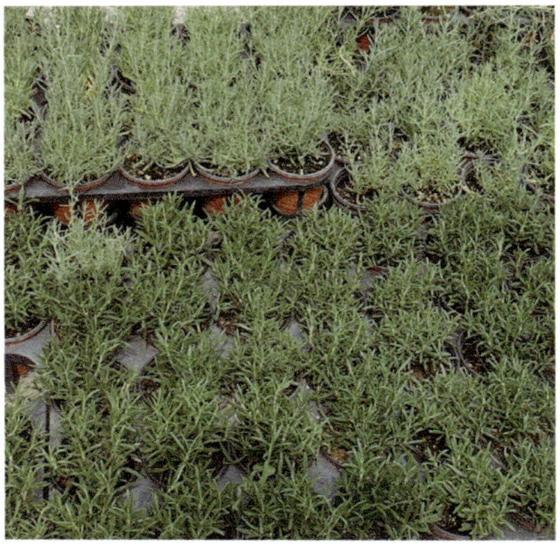	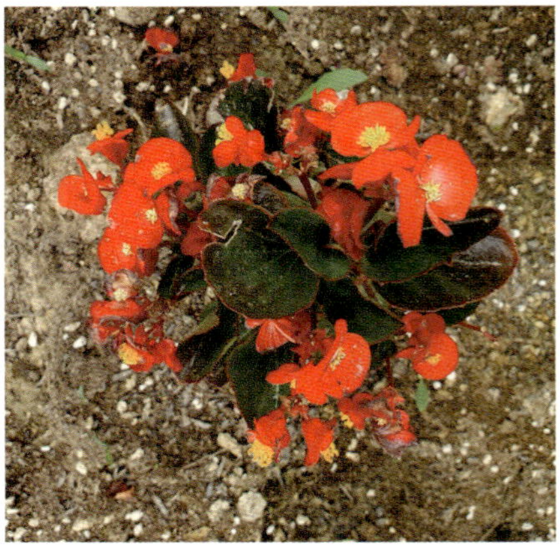
허브류	꽃베고니아

물은 언제 주어야 좋을까? 식물에 따라 다를 수 있지만 주로 아침에 주고, 한 번 줄 때 듬뿍 주는 것이 좋다. 물을 주었을 때 화분 밑으로 흘러나오도록 주는 것이 화분 속의 공기를 갈아주는 역할까지 함으로써, 화분 속을 깨끗하게 하고 산소공급도 원활하게 해준다.

유기농 식물 보호자재 만드는 법

유기농 식물 보호자재인 난 황유 만드는 법

- 달걀노른자 1알+식용유 60㎖(소주잔 1잔)+물 100㎖를 넣고 믹서기에 간다.
- 200배 물을 희석하여 식물 잎의 앞뒷면에 직접 엽면시비[(葉面施肥): 비료를 용액(溶液) 상태로 잎에 직접분무기로 뿌려주는 것]를 한다.

단점은 모든 병균에 유효하지는 않고 벌레에 직접 분사해야만 효과가 좋다는 점이다.

참고로 난황유가 없을 경우에는 마가린 1g을 200㎖ 페트병에 넣고 잘 흔들어 섞은 후, 분무기로 분사해 줘도 된다. 흰 가루 병, 노균병, 응애, 진딧물에 효과적이다. 또한 식초 물을 타서 줄 수도 있고, 먹고 난 우유를 씻어서 주어도 어린 애벌레는 제거가 가능하다

결론적으로 미세먼지가 밀폐된 공간인 집 안에 더 많은 현실에서, 집안의 먼지를 어떻게 하면 절감하고 없앨 수 있을까? 공간의 크기에 따라 식물의 크기와 화분의 수도 많은 영향을 준다.

화분의 개수는 거실 20㎥에

1m 이상 식물 3.6개,

30cm~1m 이하 7.2개,

30cm 이하는 10.8개의 화분이 적정하다.

한 평에 1m 이상 되는 식물 1개의 분을 기준으로 분산시켜서 두는 것보다는 모아서 배치하면 제거 효과가 크다.

식물은 살아 있기 때문에 관심을 가지고 가꾸어 주어야 오랫동안 잘 자랄 수 있다. 식물에게 필요한 빛, 온도, 습도 환경을 맞춰주도록 해야 한다.

빛을 좋아하는 식물이 화장실이나 거실에 있어서 빛을 잘 못 받을 경우에는 2주에 1번 정도는 베란다로 옮겨서 빛을 받도록 해주는 노력도 필요하다.

모든 병은 예방이 우선이다. 미세먼지도 몸에 축적되기 전에 제거해 주는 식물과 함께 한다면 자연스럽게 생명에서 생명으로 이어지며 삶의 질이 상승할 것이다. 이 글을 읽는 이들에게 작으나마 도움이 되기를 바라본다.

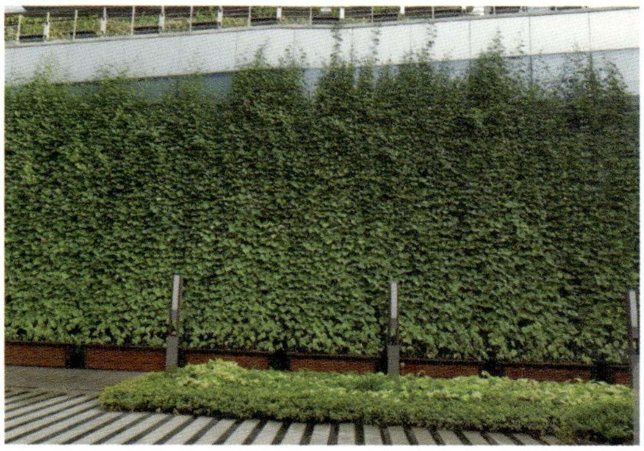

참고자료

- 농진청국립원예특작과학원 김광진 박사의 만화로 보는 공기정화식물
- 에코힐링을 위한 실내공기정화식물 농진청 국립원예특작과학원 도시농업팀
- Queen-여왕의 품격(http://www.queen.co.kr)
- [네이버 지식백과]황사와 미세먼지 (국가건강정보포털 의학정보)
- KBS9 뉴스, 2017.7.20
- 보이지 않은 오염물질 미세먼지, 송은영 글, 송선범 그림, 김영사(2018)

저자소개

한광일

서울대학교 박사 수료, 연세대학교 석사
한국열린사이버대학교 석좌교수
재단법인 한국친환경교육재단 이사장
한국강사은행 총재
세계왕대회 대회장
사)국제웃음치료협회 총재
사)세계상담치료협회 총재
국제언론인연합회 공동대표
세계최초 웃음치료사, 힐링지도사 등 창시자(현재 1810기 양성)
KBS, MBC, SBS, EBS, YTN, 세계각국방송 및 명사특강 8,900회
저서) 웃음치료, 스트레스치료법, 통합자연치료 등 43권

최은미

한국열린사이버대학교 특임교수
사단법인 국제서비스협회 회장
사단법인 국제웃음치료협회 부회장
파이낸스 투데이 경제신문 본부장
제1대 세계왕대회 서비스교육왕 취임
2017 한국열린사이버대학교 총장상 수상
2018 글로벌 기부문화공헌대상 교육발전공헌 부문
2019 제 21회 코리아파워리더대상 명강사 부문
KBS, SBS, 채널A, 국방TV 등 다수 방송출연
저서) 긍정의힘, 내삶속의힐링, 소통리더십, 통합치료 등 다수

서숙희

대체의학명예박사
전문직업박사
고려대학교 문화예술과정 수료
국제웃음치료협회 부총재
한국강사은행 교수
제5회 세계를 빛낸 천사상 수상
제1대 세계왕대회 봉사왕 취임
삼일절 100주년 기념 대한민국 웃음대사 33인
음식치료 및 치매예방 전문강사

홍기하

한국강사은행 부총재 및 교수
대한민국 행복멘토
도전한국인운동본부 선정 삼일절 100주년기념 소통지도자 33인
자살예방전문강사
임상웃음지도사
펀리더십지도사
노인건강지도사
하브루타문화교육사
자연건강지도사
심리상담사
웨신대 자연치유교육학 박사과정

서나경

한국강사은행 부총재, 정교수
사단법인 국제서비스협회 전임교수
전한국인운동본부 선정 삼일절 100주년기념 소통지도자 33인
버나딘 대 종교 상담학 석사
연세대 행복웃음 코디네이터과정 수료
복지원예사(원예치료사)
원예교육지도사
도시농업관리사(전문가)
약초사, 사회복지사
통합예술치료사(영화, 연극, 시, 그림책, 독서, 사진, 음악, 미술, 풍선)
시인, 동시작가,
조지훈 문학상 수상
예총 코리안 아트 페스티벌 우수 작가상 수상
저서) ≪대한민국 비전 人(2017)≫ 외 다수

미세먼지 통합치료
–세계최초 예방과 치료

2019년 7월 15일 1판 1쇄 인쇄
2019년 7월 20일 1판 1쇄 발행

지은이 한광일 최은미 서숙희 홍기하 서나경
발행인 조재성
그 림 최윤정
펴낸곳 서현사
등 록 2002년 8월 14일 제03-01392호

주 소 (10447) 경기도 고양시 일산동구 중앙로 1055
레이크하임 206호
전 화 031-919-6643 팩 스 0504-223-3647
ISBN 979-11-88986-23-1 93510

정 가 15,000원